発達障碍は心身症

急増現象を社会からみて診る

冨田和巳

序　文

発達障碍に関しては，専門書から一般書に加え当事者の手記に至るまで，膨大な書籍が出版されています。これは，この20年余りの急増の結果ですが，「急増」した現象に焦点を当てたものはほとんどなく，増加を否定するものさえあります。ましてや「発達障碍は心身症」という視点からのものはありません。

筆者は40余年前に，当時はほとんど小児科医の関心が向かわなかった「自閉症を医療の面から療育する」施設（公立）に5年余り勤めました。その後，不登校を中心に心身症を主に診続けてきましたが，他の疾患では考えられないような，この20年余りの発達障碍の急増現象に注目し，これを心身症として捉えれば，よりよく理解できるだけでなく適切な治療（療育）も可能となり，予防的視点も持てると考えるようになりました。発達障碍は「中枢神経の器質的疾患」によるという見解は正しいのですが，その視点からだけで診ると，大切なことが抜け落ちますし，実際に「抜け落ちた」治療が多い現実があります。医療の究極となる予防までを視野に入れると，心身症と考えることが大切だと考えています。心身医学が主に扱う心身症の定義は「身体疾患の中で，その発症や経過に心理社会的因子が密接に関与し，器質的ないし機能的障害が認められる病態」です。成人と小児では学会の定義も少し異なりますが，心身症の定義の基本は「身体の病気で心が重要な原因になっている」ものですから，発達障碍は病気とはいえないものの，心身症として捉えることが重要です。

発達障碍を「中枢神経の器質的疾患」とのみ診ていると，薬物中心の治療になり，彼らの置かれている環境（親や集団教育の場）をあまり重視しない傾向に向かいます。一方，心身症を主に診ている医師は，中枢神経の器質的疾患は自分たちの専門でないと考え，その領域を積極的に診ない傾向にあります。筆者は，発達障碍の急増は社会や環境変化によるため，そこに目を向けてこそ適切な治療や療育ができると考えています。中枢神経の器質的疾患という基本を押さえながら，急増を社会現象として適切に把握して心身医学的治療や療育を考えることは，小児科医にもっとも求められているのではないでしょうか。

このような視点は，発達障碍の子どもを持つ親，成人の発達障碍の方から，発達障碍に何らかのかかわりを持つ方々に至るまで，皆さんにお持ちいただきたいので，本書はそのような方々にも読んでいただくことを想定して執筆しています。

令和2年8月　猛暑が続く中で

冨田和巳

【著者略歴】冨田和巳（とみた・かずみ）

昭和 16 年（1941）生まれ

昭和 42 年（1967）和歌山県立医科大学卒業

昭和 44 年（1969）大阪大学医学部付属病院で研修開始。その後，市民病院，南米・パラグアイ・アルトパラナ移住地診療所，自閉症施設，大学に勤める

昭和 60 年（1983）社団法人大阪総合医学・教育研究会設立準備に専従し，翌年，付属診療所・こども心身医療研究所を開設し，現在に至る

昭和 58 年（1983）「日本小児心身医学会（当初研究会）」設立にかかわり，理事・事務局長，理事長など歴任し，現在は監事

平成 22 年（2010）大阪総合保育大学・大学院教授に就任，現在は名誉教授
大阪大学医学部非常勤講師，大阪府医師会学校医部会・精神保健委員など

著書に『小児心身医学；臨床の実際』（朝倉書店，1995），『小児心療内科読本；わたしの考える現代の子ども』（医学書院，2006），『学校に行けない／行かない／行きたくない；不登校は恥ではないが名誉でもない』（へるす出版，2008），『小児心身医療の実践』（診断と治療社，2014）。一般書は『子どもたちの SOS；登校拒否・心身症』（法政出版，1988），『映画で語ろう 子どもの幸せ；心身医療の現場から家庭・社会・教育を診る』（ぱすてる書房，2011）など多数

趣味は映画，音楽，旅行

本書を読むうえでの重要用語

<table>
<tr><td>1</td><td>ASD</td><td colspan="2">自閉スペクトラム症（autism spectrum disorder）の略（p73参照）</td></tr>
<tr><td>2</td><td>AD/HD</td><td colspan="2">注意欠陥/多動性障害（attention-deficient/hyperactivity disorder）の略（p81 参照）</td></tr>
<tr><td>3</td><td>DSM-5</td><td colspan="2">Diagnostic and Statistical Manual of Mental Disorders 第5版の略（p10，70 参照）</td></tr>
<tr><td>4</td><td>スペクトラム（spectrum）</td><td colspan="2">境界があいまいな連続体（p11 参照）</td></tr>
<tr><td>5</td><td>トラウマ（trauma）</td><td colspan="2">日本語化しているが，脳に機能的障害を与えるような「心的外傷」のこと（p79 参照）</td></tr>
<tr><td>6</td><td>PTSD</td><td colspan="2">（心的）外傷後ストレス障害（post traumatic stress disorder）の略（p30 参照）</td></tr>
<tr><td>7</td><td>心身医学</td><td colspan="2">英語では psychosomatic medicine であるが，近年は bio-psycho-socio-ecoethical medicine と呼ばれることもある。日本語では「生物学的・精神科的・社会学的・生体的・倫理的に診る医学」になる。筆者はこの言い方を好む（p4 参照）</td></tr>
<tr><td>8</td><td>「極少量」</td><td colspan="2">杉山登志郎の提唱する抗精神病薬の処方に基づき，筆者らが実践する抗精神病薬の極少量処方のことで本書では，「極少量」と「　」つきで表記（p102 参照）</td></tr>
<tr><td rowspan="2">9</td><td>抗精神病薬</td><td>精神病（統合失調症など）の治療薬</td><td rowspan="2">p117，118 参照</td></tr>
<tr><td>向精神薬</td><td>精神に影響を与えるすべての薬物</td></tr>
<tr><td rowspan="2">10</td><td>SSRI</td><td>セロトニン再取り込み阻害薬（selective serotonin reuptake inhibitors）の略</td><td rowspan="2">p45，46 参照</td></tr>
<tr><td>SNRI</td><td>セロトニン・ノルアドレナリン再取り込み阻害薬（serotonin & norepinephrine reuptake inhibitors）の略</td></tr>
<tr><td>11</td><td>心の理論</td><td colspan="2">他人の思いを推測する能力（p136 参照）</td></tr>
<tr><td rowspan="2">12</td><td>母性</td><td>母親が多く持つ特性（子育ての必要条件）</td><td rowspan="2">p29 参照</td></tr>
<tr><td>父性</td><td>父親が多く持つ特性（子育ての十分条件）</td></tr>
</table>

目　次

contents

I章　序　説

II章　発達障碍急増文化論

Ⅲ章　診断，治療，検査

Ⅳ章　臨床を助ける知識

V章　7つの症例で診る発達障碍

VI章　映画にみる発達障碍

イラスト：中井邦子

Ⅰ章

序　説

1 心身医学と心身症

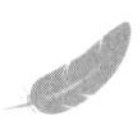

心身医学的発想で診る発達障碍

「発達障碍は心身医学的に診なければならない」と，15年前から筆者は言い続けてきた[1]。これは決して突飛でも奇をてらった発想でもない。

我が国で唯一のガイドライン（指針）[2]では，薬物療法よりも心理・社会的治療を勧め，環境調整，親子への心理・社会的治療，学校など関連専門機関との連携を最初にすべきとしている。ここで述べられているのは発達障碍のうちAD/HD（注意欠陥・多動性障碍，p81）についてであるが，AD/HDには有効な4種の薬物（ガイドライン[2]の出版当時は3種）があるにもかかわらず，それを使用する前にすべきことは心理・社会的治療だと勧めている。まして適切な薬物療法がないASD（自閉スペクトラム症，p73）に至っては当然，心理・社会的治療のみとなる。つまり発達障碍は身体疾患（病変）であるが，治療は薬物ではないと述べられている。この考えは，発達障碍の原因は中枢神経にあると推測されるが，異常の部位や状態は明らかでないことに由来している。この状態で身体疾患であるとだけ捉えていては，適切な治療ができるはずがない。

現代医学において，薬物や手術だけで治療ができない疾患や障碍があるのは，身体原因だけを追究するからであり，患者の性格や心理に加え，取り巻く環境やこれまでの成育歴に注目すれば，治療は少し進歩する。つまり心と身体をともに考えることで，治療の成果が向上する。これは心身医学を実践している医師は誰もが感じていることで，発達障碍でもこの視点が必要である。

臨床では身体疾患を含めあらゆる疾患で，本人固有の素因（体質と気質）と環境に大きく影響を受け病態が変わることをしばしば経験する。慢性疲労症候群や線維筋痛症など，比較的最近になって話題になり，年々増加していく“原因不明”の疾患は，身体要因だけを追究するから原因不明になるだけで，心理・社会的側面を考えるとある程度原因が推測できるようになる（医師の多くは身体だけを診る傾向にある）。

一方，日本心身医学会では心身症を「身体疾患の中で，その発症や経過に心理社会的な因子が密接に関与し，器質的ないし機能的障害が認められる病態をいう」と定義[3]し，その後に「神経症やうつ病など，他の精神障害に伴う身体症状は除外する」と断っている。これは成人のみを想定して作られたものであるため，後に日本小児心身医学会では「子どもの身体症状を示す病態のうち，その発症や経過に心理社会的因子が関与するすべてのものをいう。それには発達・行動の問題や精神症状を伴うこともある」と定義[4]している。共通するのは身体の病変に心理・社会的因子が深くかかわっている病態を心身症と呼ぶことである。

本項の最初に述べた発達障碍の状況とこの心身症の定義から，「発達障碍は心身症」という言葉は“奇をてらった言い方”ではなく，むしろ「もっとも適切な言葉である」と思われないだろうか。

しかし，ほとんどの一般書，また専門書でも「発達障碍は中枢神経の器質的疾患」と身体（中枢神経）の疾患が強調され，その視点から診られることが多い。筆者はそこにこそ問題があると考えている。中枢神経の器質的疾患が基本であっても，それだけで考えていると，この急増している病態を説明できないだけでなく，適切な指導・治療ができない。さらには予防ができず，無駄な薬物治療が行われる傾向にある，とさえ考える。

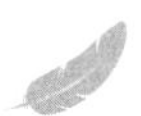

非科学的でなく超科学的な心身医学

心身医学は漢方薬やヨーガなど東洋的なものに親和性があり，時に哲学や宗教も視野に入れているので，医学は自然科学と考える日本人医師からは胡散臭いと思われる面がある。歴史的には，日本心身医学会（当初，日本精神身体医学会）が昭和 35（1960）年に設立された際，日本医学会に加盟が認められなかった。「純粋の医学ではない」ことが理由とされ，十数年後にようやく加盟できた経緯がある。

なお，日本小児心身医学会が設立されたのは，それに遅れること 20 余年，昭和 58（1983）年であり，標榜科名として心療内科が認められたのはさらに 10 余年後の平成 8（1996）年である。

半世紀前に，身体医学は科学的であるのに，心身医学は曖昧で非科学的と考えた多くの医師は，誤解を恐れずいえば「医学と医療の本質がわかっていない思考の持ち主」であろう。条件さえ揃えれば個性の出ない現象(物理的・化学的）を，人間ができるだけ客観的に観察し，事実を調べるのが自然科学である。条件をいかに揃えても，人間はそれぞれ独自の素因（体質と個性）や居住地域，年齢など個々に異なる要素を持つので，この時点で「人間を診る医学」は自然科学と考えられないことが自明になる。つまり医療とは，観察する側（医師）も観察される側（患者）も個々に異なる人間である以上，物理や化学のような自然科学で説明できない。むしろ医学を自然科学と捉えると本物の医療は成り立たない。百歩譲り基礎医学を科学としても，医療(臨床）は「人間学」であり「社会学」である。だから科学的に診ることができないのではなく，その事実を認めたうえで，可能な限り科学的思考や手法を用いるようにするのが医学ではないのだろうか。欧米では医学は社会科学に分類されている[5)]が，日本では自然科学と考えられているところに問題がある，と筆者は考える。

さらにいえば，人間の基本である「命」「心」は科学的に解明されておらず，今後も解明されないだろうから，この面からも医学を自然科学として扱うのには無理がある。このような事実があるにもかかわらず，心身医学は科学でなく，身体医学のみが科学だと考えている医師は今も多い。それは大学の教育から保険制度に至るまで，あらゆるところでみられ，心身医学ほど適切に評価されていない分野はなく，むしろ軽んじられている感さえある。

未知を未知と知りながら，謙虚な態度でそこに挑むのが真の医学者（医師）の態度になる。人間を部分に切り分ける臓器別の医療で医学は進歩してきたが，切らずに全体として存在する人間を診て，切ってもわからない「個性」や「命・心・魂」が歴然と存在する人間をブラックボックスとして理解しなければならない。心身医学の発想は「非科学的」なのではなく「超科学的」で，人間を謙虚に多角的に診る医学の基本である。

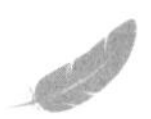

心身医学こそ本来の医学の姿

「心身医学」は英語で psychosomatic medicine と呼ばれ，「心」と「体」を同時に扱う「医学」になる。後に，bio-psycho-socio-ecoethical* medicine ともいわれるようになり「人間の身体・心理はもちろん，人間を取り巻く環境（社会・生態系）までのすべてを考え，倫理的に実践する医学」とされて

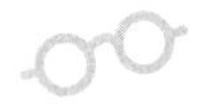

“心療内科”の功罪

身体疾患は性病を除き，罹患していることがあまり隠されてこなかったが，精神疾患は我が国だけでなく世界中でどちらかといえば隠されてきた。精神分析を受けることが，ある種のステイタスのような米国は例外である。このような思考が背景にあり，我が国の精神科は大学病院にはじまり，ほとんどが「神経精神科」と神経を精神の前につけ「精神を薄める」ような方針をとってきた。さらに最近では大学病院を除き，「心療内科」が精神科に代わって非常に多く使われるようになっているので，「心療内科」と標榜されていても専門は「精神科」である場合がほとんどである。あるいは「心療内科」と「神経科」を並列して精神を隠して標榜しているところもあるが，ほとんど精神科医が診療しているので，心身症よりも精神疾患を主に診ていると考えたほうがよい。このようにあいまいな言い方は決して好ましくないだけでなく，心身症を専門に診ていない「心療内科」が多く，本当に心身症を診るところは一部の病院と診療所のみである。

我が国の心身医学の創設者である池見酉次郎は，精神科と誤解されることを最初から憂い，あらゆる機会に心身医学を適切に理解してほしいと述べていた[6)]が，現在は精神科医が意識して「精神科という言葉に対し，多くの人が抱きがちな忌み嫌う感情を薄めるために」使用している。もっともそれが「精神的なもの」の垣根を取り除く作用もあったので，これは功罪半ばといえるのかもしれない。

いる（＊ecoethical＝ecological＋ethical の合成語）。これこそ本来の医学の姿であり，この思考があらゆる医療で実践された暁には「心身医学」は消滅するといわれてきた。心身医学は全人的医学，総合医学（包括医学；holistic medicine）とも呼ばれている所以である。

「心身症」は文字どおり「心」と「身体」が同時に病んでいる病態を指すが，身体と心は密接に関連しているため，すべての疾患は広義には心身症と考えることができる。例えば純粋な感染症である感冒にしても，緊張している状態では罹患しにくく，緊張がとれてホッとした状態で罹患しやすいのは多くの人が経験しているであろう。病原体（細菌やウイルス）の侵入で出現する身体疾患にも「心」が関与しているのである。あるいはほとんどの身体疾患で，地域や時代で発症率に差があるのは，まさに社会的で生態的な面が大きく影響していることを示している。

表Ⅰ-1-1　発達段階別にみる主な心身症とその周辺疾患

乳児期	発熱，嘔吐・下痢などの消化器症状，アトピー性皮膚炎など日常的に診る病態には心身症によるものがある 円形脱毛症，発育障害（愛情遮断症候群など）
幼児期	アトピー性皮膚炎，慢性的な嘔吐・腹痛・下痢などの消化器疾患 周期性嘔吐症，吃音，気管支喘息，泌尿器系疾患（夜尿・頻尿など），遺糞 チック，指しゃぶりなどの神経性習癖や登園拒否など
学童期	乳幼児期から引き継ぐ病態〔例：登園拒否は不登校（登校拒否）となる〕
思春期（学童期の終わりから始まる）	学童期から引き継ぐ疾患に起立性調節障害，過敏性腸症候群，摂食障害，過換気症候群などに，消化性潰瘍，逆流性食道炎，リウマチなど膠原病，蕁麻疹も加わり，もっとも心身症が多く出現する時期であり，成人に移行していく
成　人	思春期までの疾患のすべてに，斜頸，慢性疲労症候群，線維筋痛症などが加わる

膠原病をはじめ，近年話題になった慢性疲労症候群，線維筋痛症など，原因不明で治療法がステロイドのみの疾患は，心身医学的に診ると実像に少しは近づけると，心身医学を重視する医師である筆者は考えている。

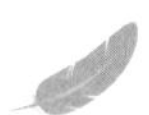

心身相関が基本の心身医学

不安・緊張・恐怖など感情の動きが発汗という身体変化を出現させるのは，感情の動き（心）が汗腺の働き（身体）を活性化させる現象による。緊張で尿意を催し，怒りは血圧を上げ，空腹時に不機嫌になるのは，すべて心身相関を表す現象だと，誰もが日常生活で経験し認めているにもかかわらず，この現象を医学・医療の場では患者も医師も忘れる傾向にある。この心身相関を疾患の仕組みに持ち込んだのが心身医学であり，あらゆる疾患は多少なりとも心を考えると診断や治療がより適切に行われる。

ただし，現代の西洋医学では，発症・悪化・治癒に心因がとくに強く考えられる病態のみを狭義の心身症と定義している。小児科領域の心身症とその周辺疾患を表Ⅰ-1-1と図Ⅰ-1-1に示す。

発達障碍に併発しやすい，いわゆる狭義の心身症には，広く知られるチックや厳密な心身症ではないが不登校も多い。また心身症の子どもは，疾患ではないがいじめを受けやすい傾向にある。なお，うつ病もよくいわれている

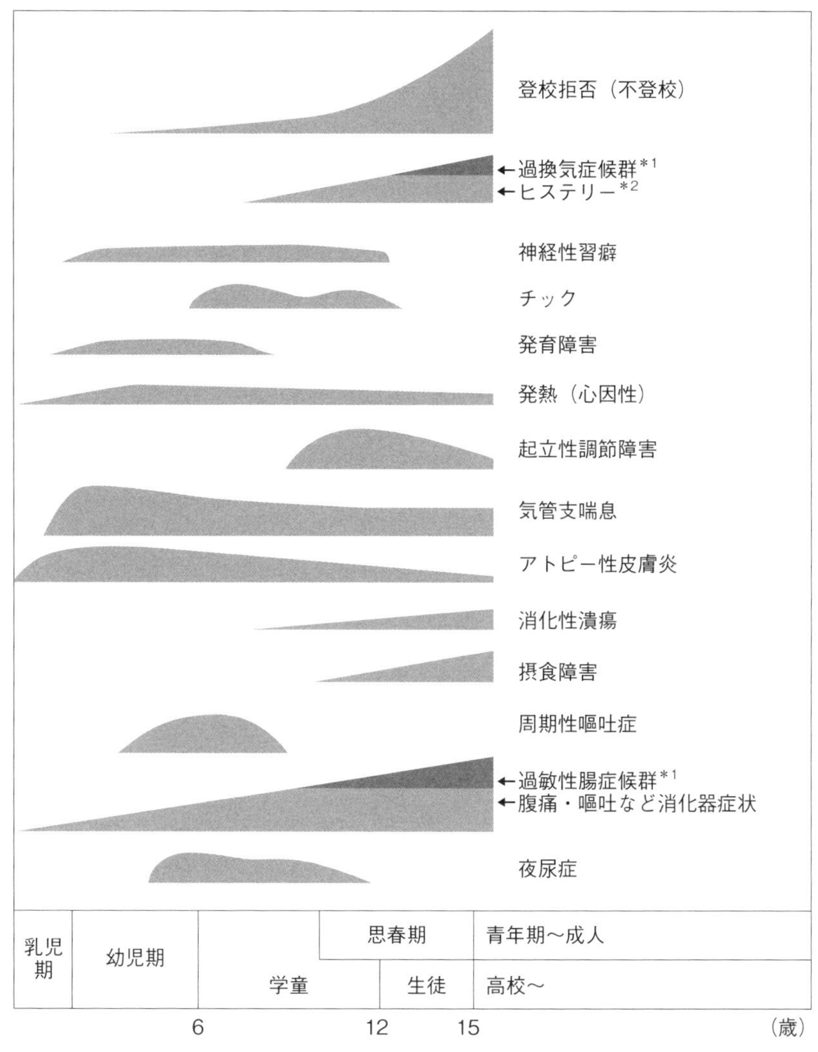

図Ⅰ-1-1　**発達段階による主な心身症とその周辺疾患の発症程度**

＊1：ヒステリーは思春期に過換気症候群になる場合が多く，腹痛などの消化器症状は思春期から過敏性腸症候群と固定化される場合が多いことを示している。

＊2：ヒステリーは現在では，身体表現性障害，演技性人格障害，解離性障害と分類されているが，臨床では今なおヒステリーという語をよく用いる。

（冨田和巳：小児心療内科読本．医学書院，東京，p78，2006．より転載・改変）

が，筆者は思春期以前にうつ的になっても，うつ病と診断すべきでないと考えている。チックなどと同様にいずれの病態でも，基本にある発達障碍への指導や治療を適切にすれば軽快していく例が多いためである。

文献

1）冨田和巳：発達障害は心身医療的に診て欲しい．冨田和巳，加藤敬編著，多角的に診る発達障害；臨床からの提言，診断と治療社，東京，2006，pp45-56.

2）斎藤万比古・編：注意欠如・多動症―ADHD―の診断・治療ガイドライン 第4版．じほう，東京，2016.

3）中川哲也：心身医学の新しい診療指針（案）．心身医学 31（1）：17-25，1991.

4）小柳憲司：子どもにおける心身症．日本小児心身医学会編，初学者のための小児心身医学テキスト，南江堂，東京，2018，pp16-18.

5）中川米造：外国の医学は自然科学でない．素顔の医者，講談社，東京，1993，pp59-62.

6）池見酉次郎：心療内科；「病いは気から」の医学．中央公論社，東京，1963.

2 発達障碍とは

子どもは毎日心身ともに成長していく。一般的にも医療分野でも，「身体」の成長は常に関心が持たれ重視されてきた。首がすわるのは月齢3カ月前後，やがてつかまり立ち，独歩と進む身体の発達は多くの人が知っているが，心の発達については，発語の時期については気にするものの，それ以外はあまり注視されていない。

発達障碍は，これまでほとんど気にされてこなかった心の発達の，一部の遅れによるバランスの悪さが主になって現れている。心の発達の分野も全体的な遅れに関しては「知恵遅れ」「精神遅滞」として以前から気づかれていたが，特異的な遅れや異常に関してはあまり注意が払われてこなかった。これはおそらく数が少なかったためであり，近年になって注目が集まり始めたのは増加したからである。元来，発達には心身ともに個人差があり，ある程度の幅があるが，ある範囲を超えて，その年齢に社会が求める，あるいは8割の者ができることの一部かすべてができない場合が問題になり，発達障碍といわれている。

「害」と「碍」と「がい」

最近は，障害の「害」の字を不適切とし「がい」と平仮名書きにする場合が，とくに公文書で多い。確かに特異的な発達の遅れに「害」の字は不適切かもしれないが，それを「がい」として交ぜ書きにすると，よけいに「がい」に注意が向き，好ましくない。筆者は偽善性を感じるので，本書では昔使われていた「障碍」を使う。「碍」の字は「とどめる」「妨げる」の意味を持ち，発達が遅れているよりも停滞している意味なので，より適切な使い方だと考える。

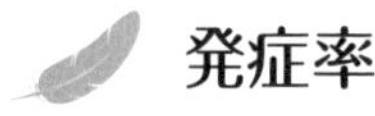

発症率

発達障碍の子どもの発症率については世界的に増加している報告が多い。我が国での平均値は現在1～5％といえるが，筆者の臨床経験からはASD, AD/HDはそれをかなり上回る出現率で，LD（学習障碍）はほぼその数値どおりと感じている。統計による数値は行政や学問的研究・比較には重要であっても，臨床ではあまり意味がなく，むしろ数値は妥当性を欠いているように思える場合もある。発症率の計算に使う患者数はDSMによる診断をもとにされており，DSMは信頼性を重視し妥当性を犠牲にしているため，筆者の臨床経験から感じるものと異なって当然かもしれない。

臨床でもっとも重視すべきは，親子や集団の場で役立つことを個々に考えることであり，母集団のなかでどれだけの子どもがそのような状態であるのかの平均値は，養育・教育・治療・指導には役に立たない。さらに，子どもを取り巻く環境は現実には多くの因子で変化するので，一つの学校でも学年や学級によって発達障碍を持つ子どもの偏在が出現するのは当然で，平均的数値とかけ離れた人数が在籍することもある。統計的な数値やそれらから導かれた公式的対応は一定の役割を担うにしても，しばしば妥当性を欠く。まして，教師が発達障碍に理解があるか否かによっても，子どもの障碍による教室内での表現は著しく変化する。障碍を持つ子どもの親や周囲の親の性格なども大きな要素を占めるのが現実である。

このような臨床現場を考えると，発症率はある程度の目安になっても，重要性はあまりないと考える。

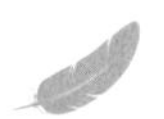

DSM-5による発達障碍の分類[1)]

現在，精神医学で疾患・障碍を分類する際，ほとんどがDSM-5の分類によっている。DSMは「Diagnostic and Statistical Manual of Mental Disorders」の略で，米国精神医学会（APA；American Psychiatric Association）が作った診断基準である。5回目の改訂版が2013（平成25）年に発表され，DSM-5と呼ばれ，現在広く使われている。DSMは初版が1952（昭和27）年で，1982（昭和57）年にDSM-Ⅲが発表されるまで，一般にはあまり注目も利用もされていなかったが，DSM-Ⅲで「操作的診断（症状から診断する）」

が採用されてから，日本を含む世界で広く臨床でも使われるようになった。

発達障碍は精神科領域の疾患に属するので，本書でもDSM-5による分類や診断基準に基本的に従うが，発達障碍の定義や言葉には多くの変遷があった。また，病態をどのように捉えるのかが複雑なだけでなく，明らかに社会環境に影響されている。DSM-5による名称が現在では一般化しているものの，DSM自体でも版によって異なった定義や名称が使われてきた。例えばDSM-Ⅳでは ASDと AD/HDは併診しないと規定されていたが，DSM-5ではそれが否定されている。DSM-Ⅳが使われている時代でも，日本では併存があると多くの専門家が考えていたから，この点からみても診断基準に拘るのは臨床的でない面もある。

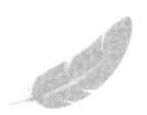

DSM-5の変更点

DSM-5での大きな変更点を以下に述べる。

1．「自閉スペクトラム症」に統一

もっとも大きな変更は，これまで自閉症，広汎性発達障碍，アスペルガー障害と種々の呼ばれ方をしていた，いわゆる自閉傾向を持つ障碍を「自閉スペクトラム症」に統一したことである。スペクトラム（spectrum）という言葉は，太陽光線が7色に分かれるように，「混ざったものを分ける」という意味があるとともに，その色の境界がはっきりしていないことを示している。これはASDだけでなく発達障碍すべてにいえることで，種々の程度があるとともに境界が明快でないことを示し，診断の難しさを表している。同時に名称の混乱を起こさせないための統一でもあり，筆者は好ましい変更だと考えている。

2．日本語版の語句の変更（日本精神神経学会による）

日本精神神経科学会がDSM-Ⅳまでに使われていた日本語訳をDSM-5ではいくつか変更しており，発達障碍では以下の3つの変更がある。

①「障害」が「症」に

DSM-5の日本語版を作成するにあたって，日本精神神経学会ではこれまでの名称を変更し，「障害」を「症」と言い換えるようになった。作成した米国では一切変更されていないが，我が国で名称変更の方針となった理由は，「障害」が不可逆性の印象を与えるので，「治る」と思ってもらえるように「症」にするという日本的発想によっている。あからさまな差別や差別語は慎むべきであるが，筆者はこのような言い換えは解せない。何より発達障碍は疾患ではないため，主に疾患を表す「症」を当てることが適切なのか疑問を持つ。

医師は障碍とかかわる職業であるからこそ，無難に安易な同調を世論に示すのでなく，医療従事者としての意見・見解を持つようにしたい。障碍・疾患を診る臨床で求められることは，優しさと，現状からの回復を目指し，困難な状況を否定するのでなく肯定し，とくに慢性疾患や発達障碍のような社会で生きづらい状態が続く者への深い理解と，改善に向けての努力と援助である。このような基本姿勢を持てば，名称の言い換えがいかに本質的でないか気づいてもらえるのではなかろうか。

②AD/HDがADHDに

AD/HDの表記については，日本語では「/」を使わず「・」が使われている場合やADHDとのみ表記されている場合がこれまでもあったが，DSM-5ではADHDとなった。この範疇に入る病態は不注意と多動の併存が多いが，不注意か多動だけの場合もあるので，英語版の「/」の「and or」は重要な意味があると考えて，本書では「AD/HD」を使用する。

また「欠陥」が「欠如」に変更されているが，欠如は「本来あってしかるべきものが抜け落ちて足りない」を表し，欠陥は「必要なものが欠けている」の意味である。筆者の解釈では微妙な表現の差ながら欠陥のほうが実態を表しているように思うので，本書では「注意欠陥/多動性障碍」を使用する。

③学習障碍が限局性学習症に

学習すべてに障碍があるよりも，現実にはある特定の部分の障碍であると認識させる意味で「限局性学習症」は適切な名称であるが，これまで慣用的に長く使われてきた言葉を変更するほどの意味がないと考える。本書では以前より使われていた「学習障碍（LD）」を使用する。

表Ⅰ-2-1　DSM-5 による神経発達症（neurodevelopmental disorders）の分類
＊従来は発達障碍（developmental disorders）と呼ばれていた

1. 知的能力障碍（ID；intellectual disability）
   ＊従来は精神遅滞（MR；mental retardation），知的障碍と呼ばれていた
2. コミュニケーション症群（communication disorders）
3. 自閉スペクトラム症（ASD；autism spectrum disorder）
   ＊以前は自閉症，広汎性発達障碍，高機能自閉症，アスペルガー障害と呼ばれていたものすべてを含む
4. 注意欠如・多動症（AD/HD；attention-deficient/hyperactivity disorder）
   ＊従来は注意欠陥/多動性障碍と呼ばれていた
5. 限局性学習症（SLD；specific learning disorder）
   ＊従来は学習障碍（LD）と呼ばれていた
6. 運動症群（motor disorders）：運動障碍群
   ＊チック症群（tic disorders）などが入る
7. 他の神経発達症（other neurodevelopmental disorders）

（DSM-5 をもとに作成）
＊筆者の見解としては，「障碍」を「症」へと言い換えるのではなく，従来どおり「障碍」と表現するほうが適切と考える。なお，ASD は長く自閉症と表現されてきた障碍が基本になっているので，これにのみ「症」を用いることは問題ないと考える。

DSM-5 による発達障碍の分類は表Ⅰ-2-1 のようになり，使い慣れてきた発達障碍でなく神経発達症と呼ぶようになった。しかし一般的には，従来の発達障碍という語句がかなり併用されており，本書では「発達障碍」を使う。

この診断基準の問題点については後述する（p69）。

ICD-11 について[2)]

現在，公費負担など役所に出す書類には，国際疾病分類（ICD；International Statistical Classification of Diseases and Related Health Problems，正式名称：疾病及び関連保健問題の国際統計分類）10 版の分類番号を記入する。この分類は DSM とほとんど同じで，10 版は DSM-Ⅳに類似している。最新版は令和元年（2019）5 月に世界保健機関（WHO）の総会で承認された第 11 版になっており，日本では厚生労働省の「社会保障審議会統計分科会疾病，傷害及び死因分類部会」で和訳と日本での適用について検討がされている（令和 2 年 8 月現在）。日本語訳が確定すれば ICD-11 として，この分類を書類には記入することになると思われる。これまでの経過からみても，現在の ICD-10 とほぼ同じで，DSM-5 に似ている。

表Ⅰ-2-2　発達障碍（主にASD，AD/HD）に共通する特徴

1．状態（症状）や特徴が年齢によって変化する
2．子どもを取り巻く環境（家庭・集団の場）によって状態（症状）の程度が著しく変わることが多く，医療での治療や療育以上に家庭や保育園・幼稚園，地域，学校での対応が重要である
専門機関の責任は当事者が考える以上に大きいので，見解を述べたり説明したりすることに慎重にならなければならない（日常的になると専門性や立場での責任を意識しなくなるときもあり，何気ない発言や対応が親子に大きな影響を与える）
3．状態（症状）の強さは軽微なものから重度なものまで連続性がある（ASD以外でも，スペクトラムという考え方が常に必要）
4．重度なものや典型例への対応は，ある程度一般化されている教科書的方法でよい
5．軽微なものへの捉え方が，治療者側・家庭・教育側の判断でかなり異なるので，立場の違いを認識して指導・治療をしていく
6．それぞれの障碍は併存が多く，単独のものは少ない
7．軽度なものは「性格」と捉えるほうがよい
➡性格が極端に強く出て社会的に認めにくい程度になれば，障碍であると親に説明すると理解されやすいが，典型的でない場合は性格というと理解されやすい
8．家庭内では，両親は当然ながら兄弟姉妹や祖父母（同居の有無にかかわらず）などのかかわりが極めて重要で，各自がある程度一定した見解を持ち，かかわっていくことが最良の治療になる（専門家がそれを意識して指導する）
9．集団（保育園・幼稚園，学校）教育の場でも，8に示したように，構成員（職員）の対応が一定していることが重要である
10．仲間外れになりやすい
・ASDは仲間意識や親しみを感じにくく，我が道を行き，いじめられやすい（変わった子どもと認識されやすい）
・AD/HDは困った行動のために仲間外れにされるが，いじめる側になりやすい（困った子と認識されやすい）
11．叱責や無視など周囲の対応から自尊心を失う傾向があるので，それを防止する
12．AD/HDでは薬物が一定の効果を示し，ASDでも困った言動に対する薬物が効果を示す場合があるので，薬物は適切に慎重に使用し，だらだらと使用しない

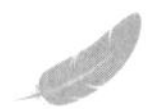

発達障碍の基本的特徴

発達障碍，とくにASDとAD/HDは基本的に表Ⅰ-2-2に示すように共通する特徴を持つが，絶対的なものでないため，常に柔軟に考え，注意深い経過観察をしていく。

ASDとAD/HDとLDの基本的な固有の特徴を，簡略化して示すと表Ⅰ-2-3のようになる。

子どもは生まれた直後は，まったく自分本位（わがまま）で，お腹が空いても気分が悪くても泣くばかりである。やがて，少しずつ大人（親）の言う

表Ⅰ-2-3　ASD，AD/HD，LDの特徴の違い

1. **ASD（自閉スペクトラム症）：診断は難しい場合が多い**
   - ① 最大の特徴は他人の立場に立てない（他人の心が判らない）
   - ② 場面の意味や，それに相応しい適切な行動がとれない
   - ③ こだわりが強く頑固
   - ④ 新しいことや予定の変更に不安が強く出て，恒常性を好む
   - ⑤ 興味のあることへの知識は並外れているので賢いと思われ，発達障碍が疑われず，ちょっと変わった子どもと思われていることが多い
   - ⑥ 独特の感覚過敏（触覚，聴覚など）があり，周囲の者が判らず理解が得られないことも多く，本人が苦しむ
   - ⑦ 過去の好ましくない出来事（トラウマ）への囚われが強い
   - ⑧ いじめを受けやすい
2. **AD/HD（注意欠陥/多動性障碍）：診断は比較的つけやすい**
   - ① 自分の行動（多動・過動）を制御できない
   - ② 衝動性・不注意（忘れ）・整理整頓ができない
   - ③ 場面や他人の意図は理解できるが，衝動性が傍若無人な言動に結びつく
   - ④ 困った子どもと思われがちだが，陽気で憎めないところがある
   - ⑤ いじめっ子になりやすい
3. **LD（学習障碍）：診断は難しい**
   - ① 一部の能力が欠如しており，主に学校の勉強が始まって判る
   - ② 学習場面で判りやすく，ASD，AD/HD的複雑な特徴を持たないが，それらとの併存はある
   - ③ 怠けととられやすく，理不尽な叱責を受けることが多い

ことを理解していくが，それでも基本的には自分本位である。子どもに一番身近な人は親（主に母親）であり，親の世話にならないと生きていけないにもかかわらず，親の都合を一切考えず自分の欲求を泣くことで表現し，応じてもらえないと泣きわめく。この状態は「周囲の状況（相手の立場）を考えない」からASD的である。

子どもは運動機能が発達して歩き出すと，己の興味に誘われて，どこにでも突進してゆき，周囲の者が注意していないと危険である。あらゆる周囲の刺激に反応し常に気を散らせ，とくに気に入ったことをみつけるとそこに集中し周囲が見えなくなり，それを止められると泣き叫び暴れる。もちろん，力が弱いので暴力とはいえないが，この行動はまさにAD/HD的である。

これらのことから判るように，子どもが大人社会の規範や基準に適応していくのは年齢とともに心身の発達が進むからで，これが一部で平均よりも遅れると発達障碍と呼ばれる。人間は個々に独自の性格を持つように発達の速度にも差が出て，わずかな遅れでは個体差の範囲だが，暦年齢で所属すべき

社会に参加する能力が著しく欠けていると発達障碍と呼ぶ。個々の遅れは千差万別だが，遅ればせながら発達していく過程は，すべて通常の発達の順を追うことを忘れてはならない。身体の運動発達は「つかまり立ち」から「歩行」が可能になるように，精神発達も前段階を飛び越えて進むことはない。

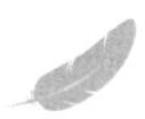

発達障碍を理解するには

あらゆる生物は生まれ落ちた瞬間から未知の世界とかかわり，基本にある「生きる」ことを最優先するように創られているが，その世界を知るために知的好奇心を働かせて成長していく。高等動物，とくに人間では知的なものが優れているので，自分の住む周囲が「どのような世界か（知恵・理解・認知の問題）」と，自分がそこに「どのようにかかわるか（対人関係あるいは社会性）」が大切な能力になり，この 2 つの能力を発達させていく。発達障碍を考えるにあたって，横軸に知恵・理解・認知を，縦軸に対人関係（社会性）とし二次元で捉えると図Ⅰ-2-1-A のようになる。

正常の（平均的）発達は年齢に応じて，知恵・理解・認知も社会性もともに発達するので 45° の線で示されるが，これがずれて 45° から 0° に近くなっ

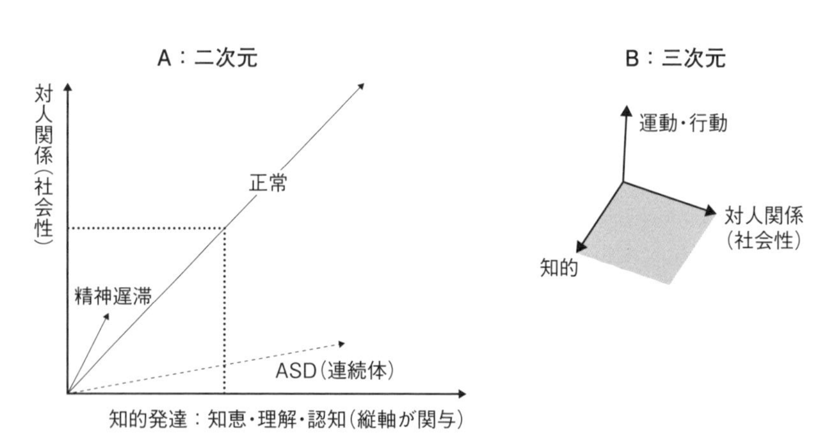

図Ⅰ-2-1　発達障碍の相互関係の理解
（滝川一廣：「こころ」の本質とは何か；統合失調症・自閉症・不登校のふしぎ．ちくま書房，東京，2004，p162．を引用・改変）

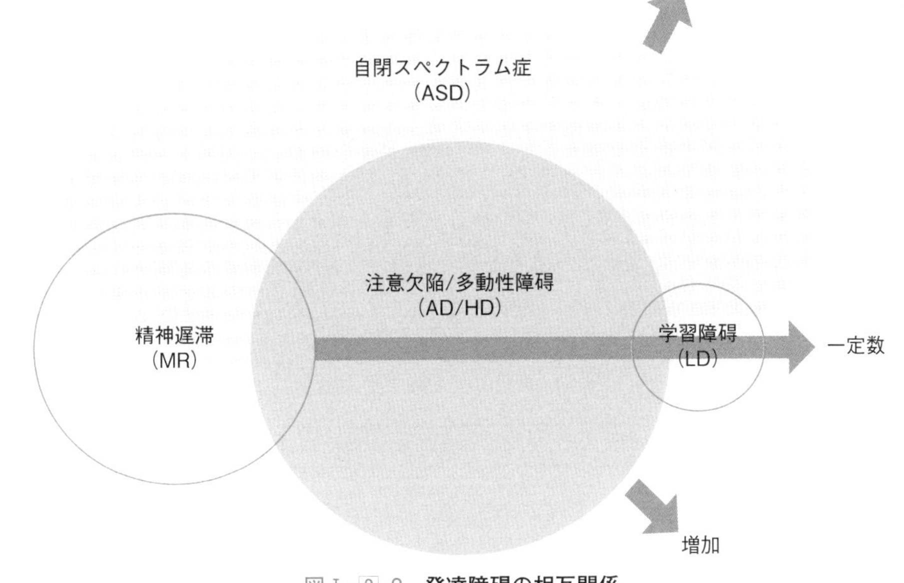

図Ⅰ-2-2　**発達障碍の相互関係**

• この円の大きさ（出現比率）や重なり具合は筆者の臨床からの印象による。
• AD/HD と ASD はかなり重複し，増加傾向にあり，MR や LD はある一定数の出現である。また，MR と LD のみ重ならない。

（冨田和巳：小児心身医療の実践．診断と治療社，東京，2014，p98．より引用）

ていくのが ASD の状態といえる。45°～90° の方向に行くのは精神遅滞になるが，知的な遅れは自閉的側面も持ち合わせる。この対人関係と知的発達を二次元で表した図Ⅰ-2-1-A に，運動・行動の軸を加えると三次元になるが（図Ⅰ-2-1-B），その軸をつけ加えても，二次元での表現のように明確な関係が示されるわけではない。しかし，発達障碍を考えるには，知的・行動・社会性の三次元で捉える視点は重要である。

発達障碍はそれぞれ重複した部分があるので，経過を診ていくと年齢で特徴が変わり，主たる診断名が替わる場合もある。発達障碍の相互関係を図Ⅰ-2-2 に示す。筆者の臨床経験からそれぞれの出現比率をおおざっぱであるが面積で示している。4 つの障碍のなかで，精神遅滞と LD が重ならない以外，すべてが互いに重なることに注目してほしい。精神遅滞（MR）と LD の数は時代による変化はほとんどなく，ASD と AD/HD は環境に大きく影響され，現代社会ではともに増加しており，これからも増加していくと考える。

発達障碍的素因はすべての人間が多かれ少なかれ持っている。言い換えれば，各自が少しずつばらついた発達をしていく。図Ⅰ-2-3-Aのように，ある素因を三角形で示してみる。障碍の重い者（**図Ⅰ-2-3-Aの左**）は乳幼児期から典型的な症状を現すが，軽い者（**図Ⅰ-2-3-Aの右**）は「性格の偏り」程度のいわば「性格」として社会で容認される。素因はアナログに変化するので，どこからが発達障碍で，どこからが正常範囲か境界はあいまいである。最近の発達障碍の急増はこの境界領域の素因の者が環境悪化（Ⅱ章）によってその障碍が明らかに目につくようになってきたと考える。図Ⅰ-2-3-Bは環境変化を図示している。図Ⅰ-2-3-Cは**図Ⅰ-2-3-A**とBを合わせたものである。素因が強ければ環境が理想的であっても障碍は現れ（**図Ⅰ-2-3-Cの左**），素因が弱くても環境が劣悪であれば障碍的問題は現れる（**図Ⅰ-2-3-Cの右**）。現代は社会環境が悪化したために，本来なら障碍が抑えられる程度のものでも，障碍が出現していると考える。環境悪化がなければ，**図Ⅰ-2-3-Cの左**の部分のみの発症で一定の数となるので，環境に影響されることが少ない精神遅滞と学習障碍は今も昔も発症率が変わらず，ASDとAD/HDは環境に影響を大きく受けるから急増した，というのが筆者の考えである。

発達障碍を予防するには，乳幼児期は，とくに昔からの子どもを可愛がる（子ども中心）日本的育児を大切にする以外に方法はない（Ⅳ章3）。少なくとも2歳までは欧米の育児を絶対に真似てはならない。むしろ欧米の表面的な真似が発達障碍を増加させた一因と筆者は考えるので，大切にしてもらいたいのは母乳を与え，背負い，べたべた可愛がるといった伝統的育児の重視である。貧しい時代，日本の育児が世界中でもっともよかったと評価されていた[3)]のは，子どもが可愛がられながらも，貧しい環境が厳しさを自然に与えていたためであり，子育てにはある意味で理想的環境だったといえる。2歳以降は欧米の子どもへの厳しい育児が望ましくなる。現代のように豊かな時代になると，日本的優しい育児の好ましくない点が強調されていく。

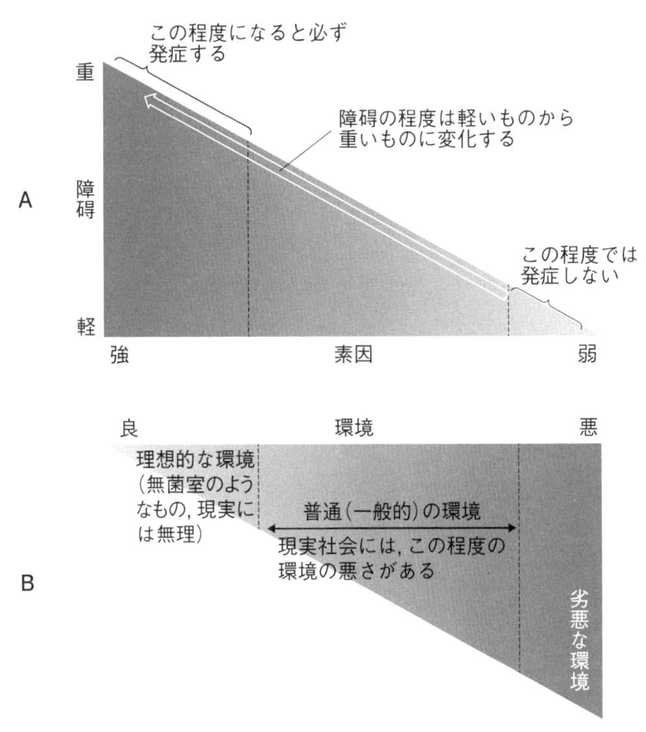

子どもを取り囲む環境は理想的なものから，劣悪なものまで連続した変化をするもので，これもデジタルに変化するものでない

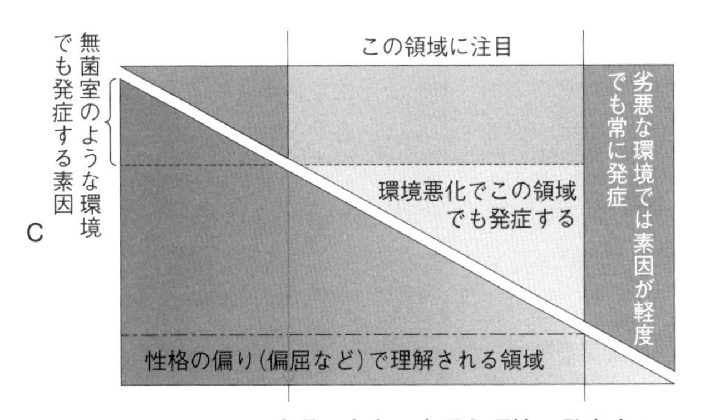

図Ⅰ-2-3　**すべての障碍・疾患は素因と環境で発症する**

Aの素因とBの環境を重ねると，環境が劣悪だと素因が軽くても発症し，素因が強いと環境がよくても発症する（濃い青で示す部分）。問題は環境が悪くなければ発症しない程度の素因の者でも，環境が悪化することで発症することをこの図は示している。現代社会は環境が悪化している（Ⅲ章）から，この領域の者も発達障碍的言動が出てくる。

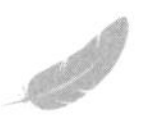

なぜ，このような病態が出現するのか（病因論）

発達障碍の急増でにわかにこの分野が注目され，原因追及がなされている。根本的原因はいまだ判っていないが，研究者によって種々の面から調べられている。中枢神経の何らかの異常によるのは明らかであるが，遺伝的なものか，胎児期から出産にかけての内外からの何らかの侵襲によるものか，いずれも決定的な病因はみつかっていない。研究者は遺伝子，脳波，脳機能画像など多くの測定を通して原因究明を試みている。現時点では神経伝達物質などの異常が示唆され，AD/HD の治療薬に応用されているが，ASD では治療に結びつく現象は不明である。また，AD/HD の治療薬も効果のない例があるため，伝達物質だけで解明できない面もある。

本書は臨床医がいかに適切に発達障碍の子どもを診て，適切な指導・治療をしていくかを述べることを目的とし，身体（中枢神経）の原因については明快なものがないので詳しく述べず，臨床に重要と筆者が考える「発達障碍を急増させている」社会現象（Ⅱ章）を詳しく取り上げる。それが予防につながると考えているからである。

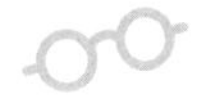

あいまいさのうえの成り立ち

筆者は，研究者が病因追求を科学的に行うことで，障碍の軽減・治癒に向かうことに大きな期待を持っているが，研究者が扱う研究媒体になる発達障碍の子どもの診断は臨床でなされるため，恣意的なものが入るので出発点は科学的でない。科学的研究も患者を基本にして行うので，前提が科学的でないことになる。診断する医師は DSM-5 による診断をするが，それぞれ個性を持ち，熟練度も異なり，働いている場の違いもあるので恣意的なものが入ってくる。つまり，研究自体がいかに科学的・厳密に行われようと，発達障碍に限らず「人間を扱う医学」では，前提になる患者の選び方にあいまいさがある事実を考えなければならない。それを考えながら適切な研究がなされ，一日も早く好ましい結果が出てくることを臨床医として期待したい。

文　献

1）日本精神神経学会（日本語版用語監修），髙橋三郎，大野裕・監訳：DSM-5 精神疾患の診断・統計マニュアル．医学書院，東京，2014.
2）中根允文，岡崎祐士，藤原妙子，他・訳：ICD-10 精神および行動の障害；DCR 研究用診断基準（新訂版）．医学書院，東京，1994.
3）渡辺京二：子どもの楽園．逝きし世の面影，葦書房，福岡，1998，pp323-353.

3 事件から発達障碍を考える

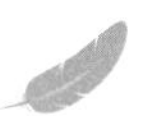 父親が金属バットで息子を殺害した事件の衝撃

「他児と比べて少し変わったところのある子どもをどのように捉えるのか」「子どもを診るには成人と異なった視点が必要ではないのか」という基本を押さえ論じる。「新聞やテレビなどマスコミが興味を持つのは事件性のみ」という特徴があるが，事件報道や有識者の意見と，雑誌などに発表された詳細なルポルタージュ[1]や論評の問題点を，少し古いが話題になった事件を通して筆者の視点で分析する。子ども，わけても発達障碍の子どもを診ていく過程で何がもっとも大切で，誤りやすいのはどのような点かを具体的に示す。

【事件の概要】 事件の発端は中学 1 年生の頃から始まった息子の凄まじい家庭内暴力である。父親は読んだ本や精神科医の指導により，息子の暴力に抵抗せず，理不尽な要求に応じ続けた。しかし父親（52 歳）はついに耐えられなくなり，金属バットを購入し，寝ている息子（14 歳）の頭を殴り，なわとびロープで首を絞めて殺害に至った。

筆者が子どもの心身症を専門に診るようになって 15 年目の平成 8（1996）年にこの事件は起こった。父親が東京大学（東大）を卒業していたことと，分別ある年齢であることから，とくに注目を浴びた事件である。学歴にこだわる社会を常に批判する新聞までもが異様なほど報道し続けたことで，新聞の建て前（学歴主義はいけない）と本音（東大が一番）の違いが見事に証明されており興味深い。この父親が，世間の羨むような立派な学歴を持たずに知的職業にも就いていない若者であれば，これほどまでには話題にならなかったであろう。

新聞・雑誌の記事や，裁判後のルポルタージュ，現在インターネットで閲覧できる情報などに共通しているのは，「少年の暴力の凄まじさ」が中心になっていることであり，筆者からみればこの悲劇から「何を汲み取り，何が

今後に生かせるか」が完全に抜け落ちているだけでなく，むしろ誤った考えを広めているといえる。

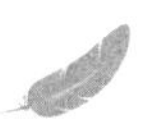

亡くなった息子側からの要因分析の欠如

この事件を語る際，もっとも残念なことは「事件に至るまでの要因分析」が，すべての媒体で亡くなった息子側から行われていない点である。裁判は父親の犯罪を裁くものであるが，多くのことが明らかにされているにもかかわらず，このような事件を防ぐための視点は一切ない。裁判で明らかにされた「父親による息子殺し」に行き着くまでの出来事の持つ意味の本質が論じられていないのである。

この事件が出現した頃の我が国は，発達障碍の概念が極めて乏しく，筆者を含め当時の小児科医や児童精神科医は，子どもの状態に現代のような診断をつけられなかったのは事実である。しかし，それだからこそ，問題のある子どもをいかに診ていくのかという点を浮かび上がらせ，多くの重要なことを知らせてくれている。この事件を通して知ることができるのは，発達障碍では，診断名をつけるのではなく，子どもやその親にとって「役立つ」対応こそが重要で，「問題を出す子ども」にかかわるにはどのような姿勢・視点が大切なのかを考えることである。子どもを診るときにもっとも求められるのは，診断ができなくても基本的な問題を医師が把握していることであり，それらを弁えていれば，それなりの指導や治療はできるのである。

この事件での大きな誤りは，父親が相談した精神科医が「暴力に耐えるのも技術」と教えたことであり，本来論ずべき重要な息子の素因とそれによる幼児期の問題に加えて，両親のかかわり（とくに母親）や親の成育歴（とくに父親）が無視されたことである。精神科医もマスコミも息子の暴力の凄まじさと，思い余った父親の犯行を表面的に捉えていた。

父親は子ども時代に吃音があり，学生時代には進路に悩み自殺企図もあったようである。あらゆる子どもの問題は，その両親の育ち方や性格が大きく影響するため，この父親の成育歴を無視しては大切なことを見逃す。父親の学生時代の生活歴は裁判で明らかにされながら，ほとんど注目されていない。

父親は東京の予備校に通うために地方から上京し，後に東大に入学した。卒業した後に左翼系出版社に就職し，東大の図書館員であった女性と結婚した。息子の母親になる図書館員は同じく地方育ちで，学歴は中学校卒業。上京した後に図書館司書の勉強をして東大の図書館に勤め，父親と知り合った。父親は後に障碍者に関係する書籍の編集にかかわり，自らの学歴主義を反省したというから，真面目で誠実な人柄であろうが，それまでは学歴に拘っていた。おそらく父親は「子どもの教育は中卒の母親よりも自分が主導権を持ったほうがよいと考えた」と推測する。

息子は生後３カ月で保育園に預けられている。人間形成にもっとも重要な母子間の愛着は２歳までが重要（p154）であるから，愛着形成に支障があったのではないかと疑問を持つが，その点は一切指摘されていない。

また息子は，保育園ではよく泣き，数年に一人といってもよいほど過敏な子どもだったと当時の保育士が裁判で述べているが，これも注目されていない。例えば，風船を配っていても「風船が飛んでいったら怖いから」ともらわない。金魚すくいでも「死ぬのが嫌だから」ともらわないなど，今だけを考える無邪気な子どもらしい言動より，知的に高いところから来る予期不安が前面に出ていた。保育園で何か新しいことをすると知らされると，「僕，できるかな？　できるかな？」とずっと心配していたように，新しい場面に混乱し，拒否することが多かった。小学校の入学式はずっと泣いていて，その後も「行きたくない」と登校しぶりがあり，姉と父親が引きずるように連れて

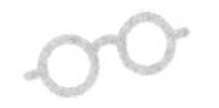

典型的母性社会・日本

母性は母親が主に持つ特性で，人間のみならずほとんどの動物の雌が持つ。これが子育ての基本になければならない。父性は父親が主に持つ特性であるが，母性に比べると意識して持つ面が大きい。子育てには両者が必要であり，母親も父性を，父親も母性を持つが比率が異なる。子育て，あるいは人間が育つために母性は絶対条件で，父性は必要条件になる。

あらゆる人間集団では母性と父性のどちらかが強く働き，職業でも国でもどちらかが強い特徴を持つ。島国は母性が強く働き，とくに日本は典型的母性社会である[2)]。子どもを可愛がり，集団を重視し争いを好まず，個人的意見を主張するより調和を好む。端的に表れているのが，大災害時に他のほとんどの国では略奪や暴動が多く起こるのに，日本人はお互いに助け合い，ほとんど略奪や暴動は出現しないことである。これをルース・ベネディクトは「恥の文化」と呼び，西洋を「罪の文化」と呼んだ[3)]。

いき，結果的に皆勤賞をもらっている。こだわりが両極端に現れ，「明るい・ひょうきん・面白い」一方で，嫌なことをされるとすぐにカッとなると述べられている。運動会の練習でも「風が怖い」「ピストルの音が怖い」と言って保育士にしがみついて泣いていたというから，現在であればこの情報からだけでも，おそらくASDと診断される。当時，ASDの概念は一般になかったが，この感覚過敏や不安の強さに注目し，それに沿った育て方を親に指導し，親もそれに応じていれば，思春期になって想像を絶する暴力表現は出なかったと断言できるので，悲劇は防げたはずである。診断はできなくても，子どもの特性に合わせて適切な指導や治療は可能であったと考える。

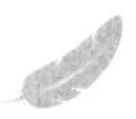

臨床経験から暴力に至る経緯を推測する

1. 両親からの視点

おそらく父親は，自身の成育歴（彼の育てられ方）から教条主義と理想主義に傾倒していたため，左翼系出版社に勤めたと思われる。左翼は現実よりも理想に価値を置くからである。また，中卒の母親よりも自分が子育てや教育に向いているからと主導権を握り，繊細・過敏な泣き虫で不安の強い息子に対して「男の子は強くなければならない」と強制的育児を行ったのではなかろうか。息子の入学後に始まる「登校しぶり」に対しても，同じ学校に通う姉はともかく，母親でなく父親が引きずるように連れていっている問題は大きい。例え登校を強制したにしても，母親と姉によってなされていたら，少しは異なった結果になっていたかもしれない。前述したように生後3カ月で保育園に預けられたことに加え，この家庭には母性が乏しい（母親の存在が極めて薄い）印象を受ける。

また，息子の暴力が激しくなったとき，母親と姉は逃げて別居している。つまり，息子の素因（現在ならASD）と，母親（母性）不在の家庭，そして教条主義で真面目過ぎる（これもASD的素因）父親と息子の過敏性の悲劇的組み合わせにこそ，この事件の根本的原因があったと推測する。父親が相談を求めたのは思春期も扱う精神科医であったらしいが，この医師は思春期の問題は乳幼児期に遠因があることを知らなかったか重視しなかったのではないだろうか。そのため暴力に耐えるという誤った対症療法を示唆し，それが悲劇を生んだとさえいえる。

2．息子からの視点

息子からすると，父親は自分の繊細さに理解を示さず，あらゆる言動を否定し続け，助けを求めた母親は身近におらず，母親は息子の思いを汲んでいないか，父親の独善（俺が立派な男の子に育てる）に勝てず，何も対応していなかったのではないか，と想像する。結果的に息子は，両親から心理的に見放されて育てられた可能性が高い。子育ての基本にあるべき母親の不在に加え，教条主義の父親が前面に出れば，両親による心理的虐待になる(p162)。

息子は体力で父親に立ち向かう年齢になって，ようやく暴力で自分の気持ち（親に自分のことを判ってほしいと思うとともに，それがこれまで叶わなかった恨みなど）を表現したと解釈できないだろうか。何を訴えても聞いてもらえないため，暴力という究極の表現をとらざるを得なかったのではないか。幼児がわがままを聞いてもらえないときに親を叩くのと同じである。だから「暴力に耐える技術」ではなく，暴力の裏に潜む息子の思いに両親が目を向け，真剣に育て直しをするような指導こそが求められたのである。現実には精神科医の指導で，暴力(息子の切実な親への訴え)の意味を理解せず，父親がおびえ耐えているだけであり，子どもの頃に自分の繊細さを否定し続けた強権の父親ではない。この弱々しい姿に息子は嘆くとともにさらに怒りがこみあげ，暴力が増強する悪循環を形成していると筆者はみる。さらに母親と姉は逃げて別居しているので，訴えたいと同時に助けを求めたい相手(母親）もいない悲劇が重なる。そして最終段階の悲劇に向かったと推測する。「成育にもっとも必要な母性が幼児期から豊かに与えられず，いくら訴えても自分の繊細さを理解しなかった両親への絶望や恨みつらみが，親に腕力で勝てるようになった思春期に暴力という形で表現された」と筆者は解釈する。

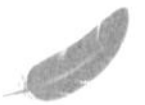

家庭内暴力の根底にあるもの

家庭内暴力の最大の要因は，多くの場合，子どもが自分の気持ちを暴力でしか表現できない状況に置かれていることによる。それは子どもの表現力が乏しいか，親がこれまで適切に受け止めなかったことによっている。

息子は自分の繊細さを常に親に訴え続けたであろうが，親には届かず，むしろそのたびに否定され，理不尽な言葉（「そんな意気地なしでどうする」「男の子は強くなければならない」など）で対応されたのではなかったのかと考える。息子はASD的素因に加え愛着障害（p161）があり，精神的虐待を受けていたとすれば，本書で扱う重要な問題をこの事件はすべて持っていたようにみえてくる。

家庭内暴力に対してもっともなすべきことは，暴力で表現された子どもの訴えに「耐える技術」でなく，親にわかってもらいたい究極の表現法（暴力）を，ようやく思春期に得た子どもの気持ちを汲むことであり，相談を受けた精神科医がそれを教えなければならない。我が子が10余年にわたり続けていた悲痛な叫びに耳を傾けるのである。「何とか伝えたい自分の気持ち，わかってほしい叫び」が苛立ちであり恨みであり，哀願ではなかったのではないか。我が子の暴力でなされた表現に，親は身体的痛みに耐え，身体的危険があってもそれまでの対応を反省し，真摯に息子の訴えに向き合う姿勢が必要であったと考える。

このような解釈は一切報じられていないが，実際に似たような例をいくつか診てきた筆者の経験から総合した解釈であり，この推論は的外れでないと思っている。家庭内暴力に対しての指導は，この基本をふまえ，それを実行する努力をした親の家庭では暴力が消失し，家族関係が修復されていくから当然である。表現に込めた思いを判ってもらえれば暴力を振るう必要はなくなる。ただしこれは，何でも子どもの言いなりになることではない。子どもの暴力の裏にある切実な訴えに耳を傾け，親がこれまで「子どもの訴え」に応じてこなかったことへの反省とそれに向き合う地道な努力である。治療者はこの困難な道を歩む伴走者として，親を勇気づけ，不安を軽減させる役割を担う。これは「暴力に耐える技術」ではなく「心理・社会的対応」である。

繰り返すが，やるべきことは我が子の苦しみをこれまで理解しなかったことへの反省と，遅まきながら我が子の心情への理解であろう。子どもは根底に両親への愛情を持ち，自分の思いを判ってほしいという願いがあるので，両親の適切な対応があれば，繊細な感性を持つ子どもは，親の真意を少しずつ受け入れていく。それを行わずに表現（暴力）への対応技術で応じれば，子どもはますます「ココまでしても，ココに至っても，自分の思い・苦しみに目を向けないのか」という怒りを強めることになり，さらに暴力が増強し

表Ⅰ-3-1　小児科医的発想の要点

1．子育てでもっとも大切なのは2歳までの「舐めるように可愛がる」母子の密着である。これができないことで出現する「愛着障害（p161）」が多くの問題を出現させる。日本の諺「三つ子の魂百まで」（p156）を思い出してほしい
2．1で強調した乳幼児期の母性的かかわり（主に母親によってなされる）の後には，父性的かかわり（主に父親によってなされる）が加えられていくことが必須である。いわば愛情と躾である（図Ⅰ-3-1）
3．子どもがそれぞれの年齢で訴える身体症状（表Ⅰ-3-2）の多くは，子どもの心の叫びから来るものが多い*1。症状の軽いうちにその身体症状の裏にある心の叫びに適切な対応をしていれば，問題が生じないことに多くの親は気づかない。そのため子どもの訴えは強い身体症状から不登校などの行動に移行し，最後は暴力から反社会的行動にまで行き着くと考えてよい
4．子育ての基本は昔から日本社会で行われてきた，べたべたと可愛がることを出発点とする常識を重視しなければならない
5．我が子を他児と比較し過ぎるのはよくないが，多くの同年齢の子どもと著しく異なった言動を持つ子どもは，子どものことに詳しい専門家に相談すべきである
6．子どもを診るには，その子どもの素因（特異性，脆弱性，過敏性など）と，どのような親にどのように育てられてきたかを詳しく知り，その後にどのような集団(保育園・幼稚園～学校)に何歳から属したかも重視する。同時にその親がどのような育ち方をしてきたのかまで考えれば，指導や治療を大きく誤ることはない*2。外来で目の前に示された「親からの主訴」だけに囚われ，現在，子どもの表面に現れた症状や行動だけを診て即断することがもっとも危険である

*1：本項で取り上げた事件の息子も，おそらく腹痛や頭痛など身体症状（表Ⅰ-3-2）を何度も訴えていたはずである
*2：基本的要因を治療者が推測・把握し，その解釈や指示を親が納得して受け入れ，改善に向けて家族全員が努力すれば，問題の多くは解決していくと記しておく。現実には家族が目の前の子どもの暴力にだけ目を向け困惑し，何よりも過去の子育てを反省するようにはならないことが悲劇を生む

ても不思議でない。

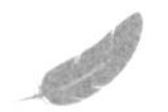

小児科医的発想のススメ

1．乳幼児期の重要性

誤解を恐れずいえばこの事件では，乳幼児期に重きを置かない精神科医が，息子の切実な訴えの本質を理解せず，誤った解釈をして父子を悲劇の主人公にした，といえる。ここに，子どもの問題を考えるときに，幼児期からの成育歴を重視する小児科医的発想の重要性を強調しておきたい（表Ⅰ-3-1）。願わくば，成人を主に診る精神科医や心療内科医は，この視点を常

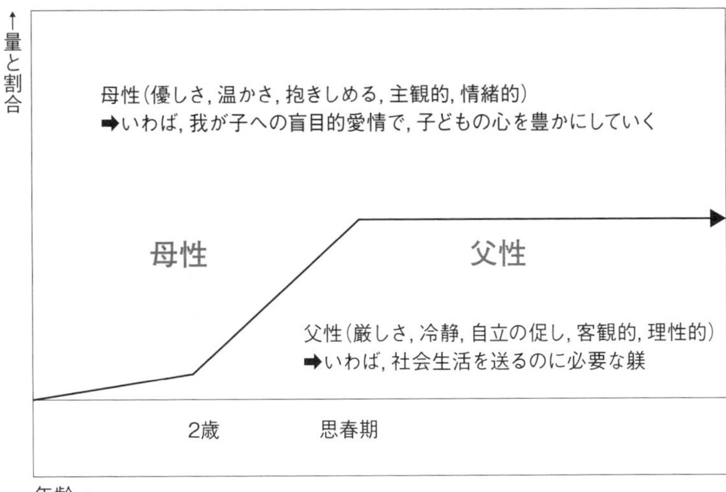

図Ⅰ-3-1　**子育てにおける母性と父性の割合**

2歳までのかかわりは母親が主になる母性的育児が望ましく，2歳を過ぎれば少しずつ父親による父性的育児を加えていく。思春期になれば，母性と父性はほぼ均等に与えられるのが理想である。なお，母性と父性は両親ともに持つものであるが，母性は母親に，父性は父親に多くある。母性は生来的に母親のほとんどが持っており，妊娠・出産で強くなるが，父性は父親が努力することで好ましく発揮できていくところがある。とくに日本は母性社会(p146）であり，父性が乏しく，国全体に母性が溢れている。

（冨田和巳：小児心療内科読本；わたしの考える現代の子ども．医学書院，東京，2006，p210．より転載）

表Ⅰ-3-2　**子どもの心の叫びから来る身体症状**

1．身体各部の痛み：腹痛，頭痛，四肢痛（関節痛），胸痛，筋肉痛，神経痛
2．消化器系の障害：悪心，嘔吐，下痢（時に便秘），食欲不振
3．持続する微熱（時に高熱）
4．咳嗽，動悸，息苦しい（喉が詰まる）
5．頻尿
6．感覚器の障害：見えない，聞こえない，複視，耳鳴り，めまい
7．運動器の障害：立てない，歩けない
8．子どもらしくない訴え：肩こり，疲れ

（冨田和巳：学校に行けない／行かない／行きたくない；不登校は恥ではないが名誉でもない．へるす出版，東京，2008，p52．より引用）

に持ってほしいというのが筆者の強い希望である。発達障碍の疑いや心理的問題を抱えている成人であっても，必ずその育ち方（成育歴）やその親がどのような人であったかまでを知らなければ，適切な治療は難しいからである。

なお筆者は，この事件に発生当時から非常に興味を持ち，日々の報道や後日行われた父親の裁判の記事などを読み，15 年近く経った今も強く印象に残っている。本項で触れなかった父親の転職をはじめ，心理的に重要と思われる出来事は他にもいくつか明らかにされているが，それらは省略した。発達障碍を含め，子どもの問題を診るときにもっとも大切なことを述べることを目的にこの事件を取り上げたためである。

この事件において，保育園時代に子どもの特性を保育士が親に伝え，養育への助言をしていたらどうなっていただろうか。おそらく学歴主義で自信を持つ父親は，保育士の助言など受けつけなかったと推測する。

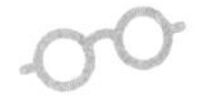

裁判での論点

弁護士は，父親が暴力を受け入れ，耐え続けることによって複雑型 PTSD*に陥り，判断能力が非常に低下した心神耗弱（しんしんこうじゃく）状態で，完全な責任能力がないと訴えた。これは精神科医の誤った指示を前提にした論であるが，それなりに理屈は通っている。裁判所は，父親が専門家の助言に沿って「長男の要求に従っていたため，判断能力がある程度低下していたことは否定できないが，冷静で計画的な犯行である」とし，心神耗弱を否定した。そして，父親としての責任で，暴力の増大を収めるため，専門病院・施設への入院・入所や「規制的な力の援助」を求める方法をとるべきであったと解釈し，弁護側の主張は退けられている。この見解も一般的・表面的解釈によっているが，それでも精神科医の指示よりはましである。しかし，いずれも筆者の解釈とは異なる。

父親の誠実さを知る 500 名の人々が減刑の嘆願書を寄せたが，彼は懲役 3 年の実刑判決に対して，「息子のことを思うと減刑を求める気はない」と述べて服役した。この父親は誠実で真面目な人柄であったことはこのことからも判るが，だからこそ，彼と息子の悲劇を「哀れ」といった表面的感情で済ませるのではなく，根底にある問題を厳しく捉え，この事件のような悲劇からであっても貴重なことを学ばなければならない。

＊PTSD（post traumatic stress disorder）：（心的）外傷後ストレス障害の略で，生命の危機など重大なストレスを受けた後，1 カ月後から出る精神的症状をいう。ストレスを受けた直後のものは「急性ストレス障害」というが，我が国では混同されて使われている。

2. 鉄は熱いうちに…

筆者は，中学生になって心の問題が現れて相談に来所した多くの子どもや親に対して，発達障碍に限らず神経症・心身症の例でも，明らかに保育園・幼稚園時代から問題が多かったと推測される場合には必ず，「通園しているときに保育士らから何か言われていなかったか」と尋ねるようにしている。すると親は「指摘されたが，保育士の言うことなど信用しなかった」と答え

表面的なかかわりで本質はみえない

子どもは凹凸のある素因を持って生まれ，環境〔家庭（教育）と学校（集団）〕で素因が修正されて性格が形作られていく。成人になっても所属する社会（国，地域，仕事場など）から影響を受けるので，素因（ここでは発達障碍）は変わらないが，表面から見える人物像はかなり変わっていく。多くの場合，人は表面（見た目や現在の状態）で評価されるが，実は素因とそれまでの育ち方がより重要である。「蛙の子は蛙」というのは素因の重要さを指摘し，「氏より育ち」は後年の環境の大切さを指摘している。

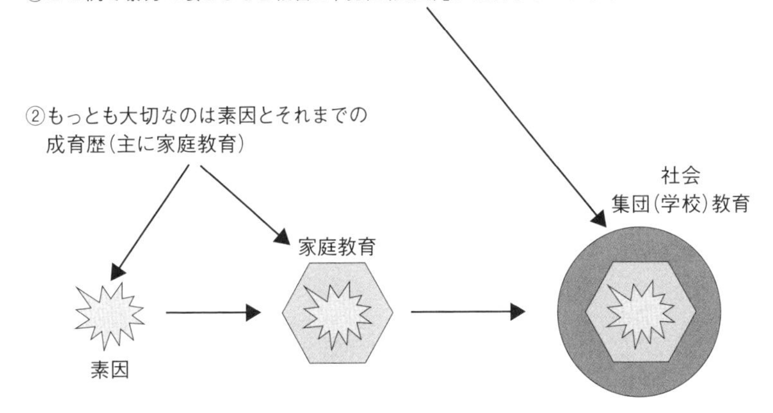

- あらゆる場合において表面に現れた言動だけをみないこと
- 報道は常に表面的なことを興味本位で取り上げる
- 好ましい育て方は素因の欠点を矯正・修正し，よき点を伸ばすことである

図　症状や現状の分析

ることがほとんどである。もし保育士の助言を受け入れ養育を適切にしていれば，問題の多くが解決され，筆者の前に来る必要はなかったかもしれない。

保育園・幼稚園時代に適切な指摘を受け，好ましい子育てを心がけていれば，問題が残っても軽くなっているので，親子ともに悲劇に遭わないばかりか，より幸せな家庭と子育てができていたのではないか，と常に考えている。「鉄は熱いうちに打て」は幼児期にもっとも相応しい諺である。

なお，この事件を発達障碍の視点から診ているのは，寡聞にして小児科医の大宜見[4]以外に知らないが，事件の解釈は筆者と異なる。自分が診た症例であれば，それなりに実態に迫れるが，報道などを通してである限り極めて不十分になるから，解釈は異なって当然である。大切なことは，息子を発達障碍の視点から診た者が心身医学を専門とする小児科医以外にはいない点である。ここからも，筆者が発達障碍は心身医学的に診なければならないという考えが理に叶っているといえる。

文　献

1）吉岡忍：父親の真実；金属バット殺人事件．文芸春秋 76（1）：262-279，1998.

2）河合隼雄：母性社会日本の病理．中央公論社，東京，1976.

3）ルース・ベネディクト・著，長谷川松治・訳：定訳菊と刀（全）；日本文化の型．社会思想社，東京，1967.

4）大宜見義夫：爆走小児科医の人生雑記帳．幻冬舎，東京，2020.

Ⅱ章

発達障碍急増文化論

1 時代と社会の変化から発達障碍を考える

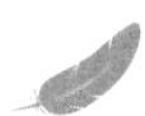

通勤電車の中で

すでに30年ばかり前になる昭和が平成になった頃，筆者は混雑する通勤電車の中で，老いも若きも座席にゆったり座る，というよりもむしろ必要以上に隣と空間をとっている姿が，少しずつ増加している現象に気づき始めた。昔の貧しい時代であれば「一人でも多く座れるように」との心遣いから，詰めて座ろうとする光景が普通にみられたが，その思いが日に日に失われていく。

1．自然な風習がいつの間にか美徳に

あえて儒教を持ち出すまでもなく，老人を敬い，乗り物では席を譲る風習が当たり前にみられた昔の日本で，「最近の若者は嘆かわしい」といわれ始めたのは，さらに遡ること20年，今から50年前になろうか。それまでの日本的風景（風習）が消失し，心遣いのできる若者がいれば美徳といわれるようになったのである。

昭和の終わり頃，筆者は主に不登校の子どもを診ており，その原因を小集団での対人関係の問題と捉えていた（p148）。しかし，不登校という数の少ない特殊な現象に限らず日常のありふれた情景，例えば前述した車中での座席の座り方にも，社会から適切な対人関係が損なわれていくことを感じていた。つまり，特殊でまれな現象（当時の不登校数は年間10,000名程度）も根底には，その社会が持つ問題（車中の風景）を少し極端に表現しているだけに過ぎないと思えたのである。その後，多くの子どもの問題を含め，筆者は社会を対人関係の視点から診るようになる。

2．嘆かわしい時代の到来

電車の中の風景を30年前の筆者は，「自分の座る権利」は行使しても「他

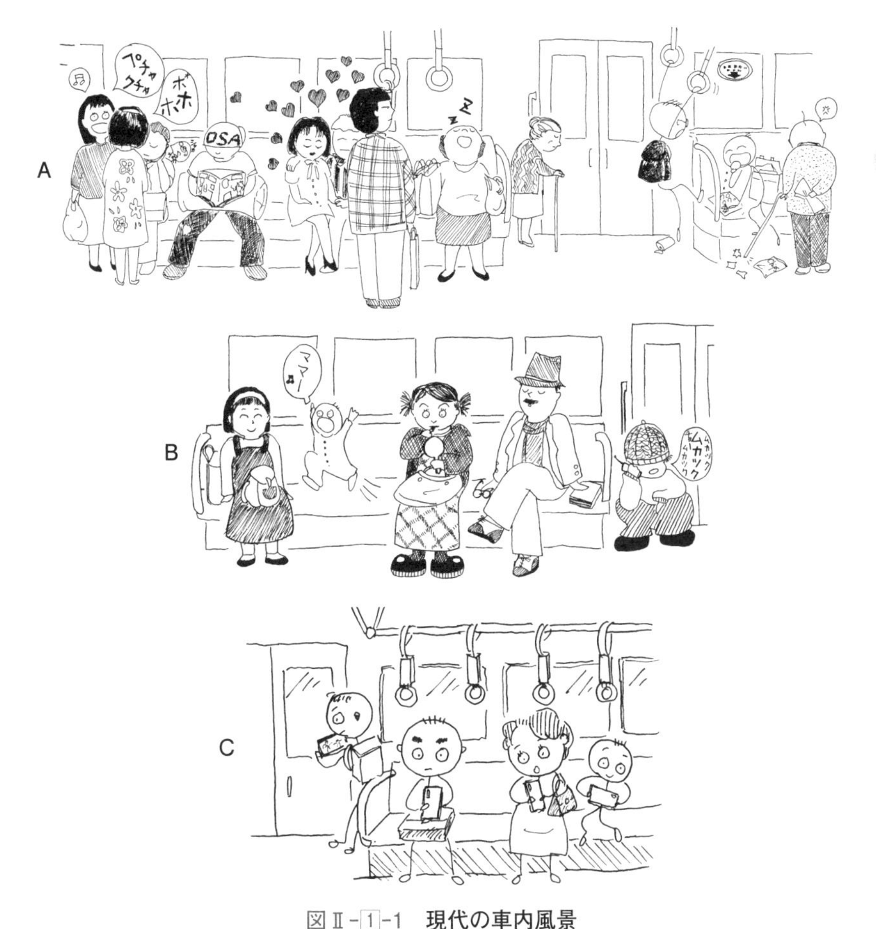

図Ⅱ-1-1　現代の車内風景

時代とともにA→B→Cと移っていく

〔AとB／冨田和巳：小児心身医学の臨床．診断と治療社，東京，2003，p84．より引用〕

人の座る権利」は無視する，あるいはできるだけ他人とかかわりたくないので距離を空ける時代の到来と解釈した。この現象を図Ⅱ-1-1-Aに示す。座席を広く占有する者，高齢者が立っていても気にしない子どもなど，現代人の習性を表す風景を表現した。その後しばらくして，化粧をする女性，携帯電話で大声で通話をするジベタリアン（地べたに座り込む）などが目につくようになった（図Ⅱ-1-1-B）。日常的な何気ないところに問題が現れていると訴え続け，それを基本にして不登校などより問題の悪化した現象も出現するという考えで，筆者は多くの子どもを診てきた。

30年前はまだ,「隙間に座ろうとする人」がいると慌てて詰めて座れるようにする人がほとんどであったが,10年もすると,詰めるために自分が座り直すことすら拒否する者が増加し始めた。「意地でも動かない」「他人のためには何一つしたくない」,古き善き日本人としては考えられない行動の広がりである。このような現象に対して優先座席を設けてもほとんど効果がなく,「座席は譲り合いましょう」と車内放送をしてもどこ吹く風で,ついに新造車の座席は従来の七～八人掛けの長い座席を二人掛けや三人掛けと区切り,一人が座る範囲を明らかにする窪みをつけるまでとなった。ここまでしなければならないのが現代である。

このような流れのなかで,図Ⅱ-1-1-Aの電車内の風景に,10年ばかり前から図Ⅱ-1-1-Bに示される風景が加わった。電車の中で一部の女性が化粧を始めたとき,そこは彼女にとって公的空間でなく私的空間になったと筆者は解釈したが,スマートフォンの登場で老若男女全員にこの考えが広がり,今や電車内は己の世界のみになったようである(図Ⅱ-1-1-C)。もはや,自分中心,周囲無視で自分を最優先とする,狭い空間しかない社会の登場である。他人のことなど考えられない「心の理論(p136)」を喪失した風景が,さらに強くなっていく。

3. 対人関係の劣化現象が示す発達障碍の増加傾向

現代の我が国は,自分が座席に座りたいのであれば,立っている人も座りたいのではないかという,他人の気持ちを考える「心の理論」が育っていない人間が,すでに30年も前から増え始めていたと解釈できる。これは,昔の日本人であれば誰しもが持つ「譲り合いの精神」「世間体を気にする」「無様なことをするのは恥ずかしい」といった感覚の消失であり,多くの者が自分本位で他人のことを考えなくなってきている対人関係の劣化現象である。この「心の理論」の欠如から,筆者は「一億総自閉スペクトラム症化した現代日本人」と定義した。「電車では少しでも多くの人々が座れるようにするのが礼儀」と説明しても,「他人の心が判らない」ASDには理解できない,と解釈すれば納得できる現象であろう。現代人はどんどん自閉傾向を持つようになってきている証ともとれ,つまりASDが増加しても当然ということになる。

モンスターペアレント

同じく30年前頃から，学校や教師に些細なことで文句をつける，あるいは教師を尊敬しない親の増加が顕著になり，やがて「モンスターペアレント」という言葉で表現されるようになった。この「モンスター」という言葉は多くの場で使われ始め，医療の場でも「モンスターペイシェント」に悩まされている。あらゆる場で意に沿わないと衝動的に身勝手な感情を相手かまわずぶちまける人間の増加である。

学校では，席に座らない・立ち歩きをする・教室から飛び出す子どもが増加し，いわゆる「学級崩壊」が目立ち始めたのもこの頃である。モンスターペアレントも学級崩壊も主にマスコミが使い出した言葉であるが，すぐに市民権を得ていくこととなる。

学校で顕著にみられる，この困った親子の特性はAD/HDに似ているどころか，まさにそのものであり，年々増加していく。

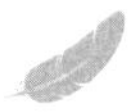

何気ない日常の変化こそが発達障碍急増の要因

昭和から平成に変わり，世間ではバブル崩壊による日本経済の行き詰まりが強調されてきた。筆者の目には，前述した何気ない普通の社会現象をもとに，従来では考えられないような「人の心が育たず身勝手，社会化の遅れ」に起因する現象がさまざまな状況下で出現し始めたと映る。これこそ，現代に続く種々の困った事件や社会現象の根底にあるものと解釈している。発達障碍の急増や社会面をにぎわす特異な事件（一流企業で続発する不祥事，「誰でもいいから殺したかった」という特異な殺人など）だけを取り上げて，「現代日本社会は問題である」と声高に叫ばれると，自分たちとは異なる特殊な一部の世界の出来事と捉えてしまうが，実はそれと自分たちの日常の振る舞いに通底するものがあるといえる。誰もが意識していない自分たちの何気ない日常での振る舞いにこそ，現代の問題が現れていると考えなければならない。発達障碍急増もこの社会変化の上にある現象と捉えると，基本的問題点が少しでもみえてくるのではないのか。以下，発達障碍急増は現代の社会現象の一つの現れという視点から考えていく。

2 医療的視点から

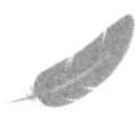

周産期医療進歩の負の側面

医学の進歩により超低出生体重児の救命がなされているのは喜ばしいことであるが，反面で発達障碍という問題を出現させている現実がある。進歩した周産期医療にあっては，出生後の身体発育と同様に心理発達を重視する必要がある。そのため，心身の健全な発達を常に考える育児を親や保育の場に認識させ，それをしっかり支えなければならない。低出生体重児だけでなく，重症の身体疾患を克服すると，時々「命が助かっただけでよかった」という医師の発言や親の思いによって，心理発達への気づきを失ってしまう例がある。大切なことは，そこからさらに心身をともに健全に発達させていく努力で，身体的回復だけを考える傾向が強い現代医療は，心理発達への思いやりを失っている。身体発育と同じく大切なのは心理発達であると認識し，発達障碍を減らしていくことを心がける小児医療が求められている。

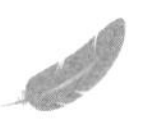

啓発による功罪

あらゆる分野で学問の発展や研究が盛んになると，そこから一般への啓発がなされ，それまで知らなかった人々も注目するようになり，意識の向上がみられる。知識を得たことで，例えば大阪弁でいえば「しゃあない子やナ！」と済まされていた子どもも「発達障碍では？」と疑問を持たれるようになり，相談機関や医療の場に連れてこられるようになる。子どもが持つ本来の言動の特徴に診断名をつけ，「特別な子どもとみて療育するのか」，それとも「正常からのズレとして養育や教育に少し配慮すればよいのか」，発達障碍を考えるときに重要な点となる。現在，多くの専門機関で初診までの時間が非常に長くなるのは，日常の家庭や集団生活で少し配慮すれば問題がなくなる程度の子どもまでもが，心配した親に連れてこられて受診する子どもの数自体が増えているからである。一方で，受診が増えたことにより，従来であれば気づかれない障碍が早期発見され，それが増加現象を生んだ事実もある。

医療分野から種々の啓発がなされると，早期発見・治療に結びつく利点は大きいが，その疾患への不安障害（いわゆる「がんノイローゼ」が有名）を何割かは作っていく点には配慮が必要である。成果には必ず負の部分があるという二面性である。専門機関に連れてこられる子どもを障碍として診るのがよいのか，正常からのズレと診るか，その境界は微妙な例が多い。「しゃあない子」も，家庭教育がしっかりなされ，地域社会が機能しており，教育者が自信と威厳〔現在の教師は親子に媚びる欠点が大きい〕を持って教育し，親も教師を尊敬・信頼していた頃は，彼らを一定の枠に当てはめ，軽度のものは矯正・是正されていたのであろう。

最近になって，成人の発達障碍が注目され始め，想像以上に多い事実が明らかになってきている。彼らに幼児期から学童期のことを詳しく尋ねると，明らかに子ども時代に発達障碍的言動があり，本人も実は困っていたと告白する例が多い（p188，症例６）。これは啓発がなかったことにより見逃されたもので，医療側が真摯に反省しなくてはならない点である。

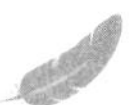

啓発は善意で煽っていく

専門家は自分の専門分野に関して，とくにこれまであまり認められてこなかった分野の場合，少し注目が集まると，その機会を捉えて重要性を強く訴えたくなる。自分にとってもっとも重要だと考え，興味を持ち研究・診療している領域ゆえに，重要性を広く知ってほしいという思いが，一面で無意識ながら煽ることになり，潜在的なものを増加させていく。これは発達障碍だけに限ったことではない。顕著になったのは阪神・淡路大震災のときで，それまで精神科医すらあまり知らなかったPTSDや「心のケア」が盛んにいわれるようになった。啓発に伴う弊害を専門家は認識する必要がある。

この弊害は，すでに心身医学の実地医家としてロンドンで活躍したバリント（Balint M）が「医師の使徒的機能」として警告している[1)]。「使徒」というのはキリスト教を広めた12名の使徒のことで，医師は彼らのように患者に「崇高な真実（医師の考え）を信じよ」という自信に満ちた姿勢をとりがちになり，結果的に好ましくない状況も作っていくことを警告している。

マスコミは常に新しい話題を求めるので，この専門家の性癖を，これまた

異見：医療の善意が煽っていく現実

筆者は阪神・淡路大震災の震源地に住んでいて，被災者になると同時に，日本心身医学会・関西支部やこども心身医療研究所で援助側になった経験上，発表されない実態をいくつか体験してきた。医療・心理側の善意によるにしても，PTSDや「心のケア」については実態以上に騒ぎ過ぎたとみている。その後に「子どものうつ病」が増加しているという報告など，まさに医療側の煽った面も大きいというのが筆者の異見であり，その後同じ意見は他でも少しみられるようになった。

無意識に側面から応援し，その話題を増強させていく。PTSDや子どものうつ病の増加も「一部の専門家の発言にマスコミが乗った結果」といえる面がある。筆者の臨床経験では，PTSDは明らかに過剰診断が多過ぎる。また子どもの神経症的うつはわずかにあるが，それを精神疾患的うつ病と過剰診断すべきでない。ましてや「子どものうつ病が増加している」と小児科医や児童精神科医が煽るべきではない。母性社会の日本では父性社会の米国とは子どもの問題が異なる（典型は母性社会の日本で不登校児が多く，父性社会の米国で被虐待児が多い事実）にもかかわらず，日米の文化差を考えずに，米国の出来事や状況が「日本にもある」と訴える一部の専門家らの考えに，マスコミが同調した結果もあるのではないか。子どものうつ病が増加しているというのは，まさに米国の現象をそのまま日本に持ち込んだ結果と筆者は考えている。

ある小児科医の臨床体験（約40年前との差）

発達障碍は20年くらい前までは，少数の児童精神科医によって診療されており，小児科ではほとんど注目されない分野であった。しかし，その後の急増によって，現在では小児科医も避けては通れない大切な診療対象となっている。小児科医が参加する学会では，10年余り前には発達障碍関連の講演に会場に入りきれないほどの参加者があった。現在でも発達障碍関連の講演会は多くあり，AD/HD治療薬の製薬会社の講演会も種々企画され盛況である。こうした状況は20年くらい前まではみられなかった。

筆者が小児科医になりアレルギー疾患に興味を持ち始めた昭和45（1975）

年頃，気管支喘息は主にアレルギー面に強い関心が払われ，治療は減感作療法が全盛の時代であった。筆者は抗原検索から減感作療法にのみ向かう診療には，どこか欠けているものがあると感じ，心身症として「アレルギーを身体だけからでなく，心も同時に診ていくべきではないか」と思い始めた。ところが当時は，小児の心身医学などまったく関心が持たれておらず，教えてもらえる場はなかったため，児童精神科の勉強をしようと考え，ある偶然の機会を利用して昭和49（1974）年から自閉症施設に研修に行き，2年後に常勤となり4年余り勤務した。その頃，児童精神科は別名「自閉症科」とも呼ばれていたように，自閉症を主に診る科であった。

当時，小児科医でそのような施設に行くのは，「変わり者」以外の何ものでもなかったが，この20年ぐらいは，ほとんどの小児科医は少しでも発達障碍の知識を得ようとしている。この20年の急激な様変わりは，当然のことながら発達障碍の急増によってもたらされている。

児童精神科の勉強をしようと筆者が勤務した自閉症施設（松心園）は，昭和49（1974）年当時，全国に4カ所しかない公立の医療療育施設で，大阪府唯一の公立精神病院・中宮病院（現大阪精神医療センター）に付随した施設で，いわば精神科の小児部門であった。この施設は40床の入院施設を備えながら，筆者の勤務した頃は入院患者ゼロの日がほとんどで，多くても5名以内の閑古鳥が鳴く施設であった。外来も1日1～2名を診る程度で，週に2～3日の療育に来る就学前の自閉症の子どもが20名前後いたに過ぎず，府立ながら赤字経営で存続の危機が叫ばれていた。これは自閉症の子どもを施設に隔離して診るより，地域の学校に通学させ一般児童と「統合教育」するのがよい，と一部の熱心な教師が声高に叫んでいることにも影響されていた。

それが20年前頃からは来所者が急増し，一時は初診が3年待ちという異常事態までとなった（図Ⅱ-2-1）。現在は発達障碍を診る医療機関も多少増加しているが，いずれも数カ月～半年の予約待ちになっている。この20年ほどの異常な増加こそ，本症を社会的に診なければならない根拠になる。

一般に疾患や障害は，多少の地域差や時代差があってもほぼ一定数で，上記のようにわずか20年で数十倍に及ぶ増加は異常以外の何ものでもない。だからこそ，この異常性に焦点を当てなくては，この障碍の重要な点を見失うと考えている。

発達障害 足りぬ医師

初診まで3年待ち
混雑 受け付け休止

対人関係やコミュニケーションに問題を抱える自閉症やアスペルガー症候群など、発達障害の医療現場の混雑ぶりが目立っている。受診希望者が押し寄せ、初診まで3年待ちとなっている医療機関や、待機者が増え過ぎたため初診の受け付けを休止したクリニックも。発達障害は早期に発見し、本人や家族を周囲でサポートしていくことが望ましいとされるが、専門医不足が大きな妨げとなっている。（太田康夫）

関心高まり受診者増

京都府内に住む40代の主婦は、高校1年生の長男が小6のとき、不登校ぎみになった。地元の児童相談所で大学の専門医を紹介されたが、診察まで2年近くも待たされ、アスペルガー症候群と診断された。

その間、長男は中学でも不登校が続き、不眠気味となり、昼夜逆転の生活が続いた。主婦は「診断も受けられず、親としてどう対応していいのかもわからず、つらかった」。自身も心労から頭痛やめまいに悩まされ、病院で治療を続けたという。

発達障害は、知的障害や言葉の遅れはないものの対人関係に問題を抱えるアスペルガー症候群や、落ち着きのなさや注意散漫が特徴の「注意欠陥・多動性障害（ＡＤＨＤ）」、読み書きや計算など特定の分野だけ学ぶことが困難な「学習障害（ＬＤ）」なども含み、脳の機能障害が原因と考えられている。文部科学省が02年、全国5地域で実施した調査では、普通学級に通う小中学生約4万1600人のうち6・3％が発達障害の可能性があるとされた。

昨年4月、発達障害の早期発見やサポートを国や自治体の責務とする「発達障害者支援法」が施行された。社会的関心の高まりとともに、医療機関への受診希望者も増加。しかし、厚生労働省の推計では、専門医は小児科医を含めても全国に200人程度。発達障害の専門として知られる医療機関では、1年以上の受診待機者がいるところが多いという。

大阪府立精神医療センター（枚方市）内で発達障害の診断をしている「松心園」の場合、初診まで3～4年かかり、900人余りが待機している。常勤医は3人いるが、1人で再診患者を500人抱え、再診予約は約3カ月先だ。府は今年度、同園のスタッフを増員し、4年半で待機者をなくすことを目指す。

全国から患者が集まる「よこはま発達クリニック」（横浜市）は待機期間が3年以上となったため、昨年春、初診の受け付けを休止した。

内山登紀夫院長によると、発達障害の診断には時間がかかる。治療といっても手術をしたり、高額の薬物を出したりするわけではなく、生活面へのアドバイスなどが中心。診療報酬が高くならないこともあって、専門医へのなり手が少ないという。

専門医にかかれず焦った親が一般の小児科に行き、不適切な指導を受けて状況が悪化する例もある。内山院長は「国主導で、大学内にモデル的な専門医養成機関を作るなどして医師を増やしてほしい」と話している。

図Ⅱ-2-1　初診3年待ちを報じた新聞記事（2006年）
（朝日新聞．2006年7月1日夕刊1面．より引用）

文　献

1）マイクル・バリント・著，池見酉次郎，杉田峰康，松山茂・他訳：使途的機能．プライマリ・ケアにおける心身医学；バリント・グループの実際，診断と治療社，東京，1967，pp260-292.

3 社会の変化から

前述してきた筆者の視点から，発達障碍の急増をもたらした現代日本社会の個々の問題を検証し，発達障碍を社会的にどのように診ていくのが望ましいかを述べる。本項にあげる現象のほとんどはEBM（evidence based medicine）に基づくものではないので，「発達障碍急増の原因でない」といわれればそれまでだが，小児科医として50余年，この分野の診療を本格的に始めて40余年の臨床体験からの意見なので，まったくの的外れではないと考える。これまで筆者は心身医療の実践から種々の「異見」を発表してきたが，そのいくつかはやがて異見でなく，適切な意見になったものもある。つまり，当初は臨床体験から「導かれた筆者の発想」であっても，時代の経過で「確信できる」ようになったものや，その後に同じような意見が他からも出てきている事実もある。もちろん，いまだに「多分そうであろう」と想定しているだけのものもある。なかには，これからも科学的には証明できない事柄もあるが，子どもの未来を少しでも明るくするために発達障碍をこのような視点からも考える必要があるのではないか，と考えている。

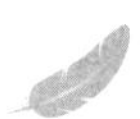

地域社会の崩壊と核家族化

1．家族と「家」

高度経済成長時代〔昭和29（1954）～48（1973）年〕から，多くの若者が都会に集まり，都市化現象が出現して，地域社会の崩壊が進んだ。これに伴い三世代家族の消失が核家族化を出現させた。それ以前の古い時代は三世代の大家族が一般的で，女性（母親）につらい環境であったかもしれないが，子どもが育つ過程で家庭内でも多くの人々と対人関係を学ぶ場が提供されていた利点は大きい。同時に地域社会も子どもの対人関係を豊かにさせる環境であった。子どもは最初に母親との間で対人関係を育てられ，その後に家庭内や地域で学び，集団教育（保育園・幼稚園から学校）で磨きをかけていくが，それらが各段階で損なわれる状況を出現させ続けているのが現代である。この環境で育ち，適切な対人関係の育まれていない者が親世代になり，今や祖父母世代になっている社会では，生まれ育つ子どもの対人関係が拙い発達障碍的になるのは当然である。

2. 住まい

我が国の昔の家屋には個室がなく，襖や障子で区切られた空間は家族で共有し，室内もプライバシーが無視された開けっぴろげで，子どもの対人関係を育てるには構造的にも好ましい環境であった。貧しい時代には「一家団欒」という言葉に表されたように，ちゃぶ台を真ん中に家族中が集まり食事をして，その後もそこで過ごし，「室」という概念は乏しく「家」があった。家々の構造も玄関からすぐ庭に通じ，そこは縁側で各部屋への入口が開かれ，対人関係を育てる構造になっていた。このような地域に開かれた家に対して，現在は都市化した個室優先の住まいであり，子どもを鍵つきの自室に閉じこもらせ，それにスマートフォン（スマホ）に長時間を費やす状況が加わるため，さらに自閉化を促している。

3. 近所づきあい

家庭外で働く母親の増加は，隣近所とのつきあいを乏しくさせ，母親が幼児を連れて近所に遊びにいく風景が失われ，幼児期の対人関係の広がりを阻害していく。それを補うために保育園・幼稚園があるものの，乳幼児期には，母親と一緒に近所で育てる対人関係が大切な基本になる。忙しく外で働いて

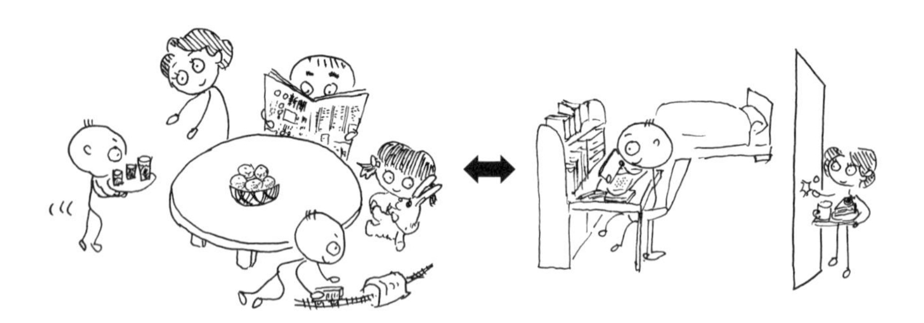

帰り，夕食をはじめ家事労働に追われる母親にとって，我が子との接触時間は減少し，隣近所とのつきあいをする時間的余裕も失くしていく。忙しく外で働いて帰ってきた母親に多くを望むのは酷であるが，子どもにとっては母親との関係をはじめ，対人関係が育ちにくくなっている。

4．地域

新興住宅地などでは，自治会がなかったり，あっても加入しない家庭が増加していたりで，地域から個人を孤立させ，連帯感を乏しくさせている。PTA がない学校もできるなど，社会性よりも個人の好き勝手が優先されていく。大げさにいえば，住民がある意味で発達障碍的特性を出していく傾向にあるとも思われる。これでは彼らが育てる子どもがさらに発達障碍的特性を持つようになっても不思議でない。

5．学校などの集団と名簿

学校はもちろん，学会など多くの集団が名簿を作成しなくなり，仮に作成しても自宅の住所はなく勤務先のみが書かれているのは，生身の対人関係拒否である。これは現代社会のプライバシー保護や危険回避手段であるが，ここにも発達障碍を増加させている面がないだろうか。社会変化はある面で仕方がないが，本質をみないで表面的対応に終始すると大切なものを次々と失っていく。個人情報保護をはじめ，あらゆる新しい概念は適切な面よりも対人関係を損なう杓子定規な対応に向かっているようにみえる。

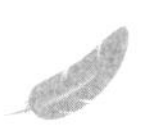

セロトニン減少社会

子どもは歩けるようになると，大地に足を着け，自分の存在を実感する。このとき，足の裏が感じる地面の触覚・歩く律動（リズム）・戸外で日光に当たる行動は，脳内のセロトニン生成に重要な役割がある[1)]。すべての道が舗装され，室内でゲームや映像に親しむ夜型の社会が当たり前となり，戸外で遊ぶ機会が少なくなると，幼児期からセロトニン不足の人間が作られていく。AD/HD への薬物治療をはじめ，SSRI（選択的セロトニン再取り込み阻害薬）・SNRI（セロトニン・ノルアドレナリン再取り込み阻害薬）などセロトニンを増加させる薬物の各種精神疾患や神経症への効用を考えるとき，セロトニン減少社会が発達障碍も増加させている面があるように思える。

昔の子どもはよく裸足で外を走り回っていたが，足の裏で（舗装されていない）大地を感じることが発達に好ましいと自然に感じていたのではないかとさえ思えてくる。本来は動物である人間に，豊かな生活（人工）が与えられ，この環境下で育つと，幼い子どもが持つ発達障碍的言動を発揮できなくなる。自然とともに成長していけば子どもの発達障碍的特性が消失していくはずであったものが，人工的環境下で育った影響でいつまでもその特性を持続させるので消えていかない。すなわち発達障碍急増の要因の一つであると思えてくる。

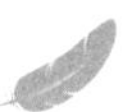

職人よりも学歴社会（情より知を重視）

情報化時代では，物を作る第一次産業（農業）と第二次産業（職人）に価値が置かれなくなり，対人関係を強く求める流通や情報の第三次産業が主流になるので，対人関係の苦手な者はやりにくい社会になっている。

「黙々と季節に合わせて農作業をする」「偏屈だけれど腕は確か」といった職人気質は，視点を変えればASDの優れた特徴に通じる。高度経済成長とともに，職人を必要とする職場に価値を置かなくなり，誰もが高学歴を求め，勉強の苦手な者にも無理やりに勉強をさせ，特技を発揮させる場を失くしていく。従来であれば「腕のよい農夫・職人」として生きる道が開かれていた社会であったものが，画一的に勉学を強いられ，適応しにくい者が発達障碍と分類されていくのではないか，とまで思えてくる。多様性を認める社会などといわれているが，もっとも基本的なところで，多様な価値観を認めない現代の日本社会に問題がある。

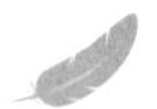

機械的対人関係（記号化）が強く求められる社会

多くのファミリーレストランで気づくのは，店員のマニュアルどおりの慇懃な対応である。彼らにマニュアルにないことを尋ねたり，希望を伝えたりすると適切に対応がとれないことが多い。

医療の場でも指針（ガイドライン）が多くの分野で発表され，精神的疾患ではDSM-5の診断基準が全盛である。これらは診断を一定水準に保つ働きがあるものの，親子や医師の個体差による変動や，診療の場でもっとも求められる温かな医師-患者関係や，診療に大切な微妙な違いを重視しない医療を進めることになってしまわないだろうか。「あうん」の対人関係がここでも失われて，チェック項目に当てはめるだけの診断はASD的医療になっている。医療も含め，あらゆる場で発達障碍的になるのを促しているのではないか，とさえ思える。

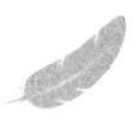

物質文明の隆盛

物が豊かに与えられるどころか，いまや過剰な現代日本社会の最大の特徴は，私たちに快適な生活を提供してくれたが，同時に多くの負の面を生じさせ，物の豊かさが精神の貧困を生んでいるといえ，それが発達障碍に関連していく。筆者は30年前に「登校拒否は日本の文化」論（p146）で，物質文明の子どもの問題との関連を指摘している。

1．我慢不要の社会（耐性低下）

現代の欧米型先進国のなかでも，日本は物質文明が隆盛を極め，食物を筆頭にすべてが豊かに提供されるので，私たちは飢えを知らず，暑さ・寒さをはじめ，我慢する機会が少なくなってきている。動物は身の危険を常に感じながら，飢えにはじまり，あらゆることに耐え我慢して生きており，人間も例外でない。我が国でも一般庶民は半世紀前までは，多くの機会に我慢を強いられてきた。しかし，近年になり，少なくとも物質的には多くの苦労から解き放たれただけでなく，むしろ過剰に与えられた結果，我慢が死語となり，人間は際限なくわがまま・気ままになっていく。自分の思ったとおりに振る舞い，他人のことを考えず，少しでも気に入らないと衝動的になる。まさに発達障碍的特徴である。

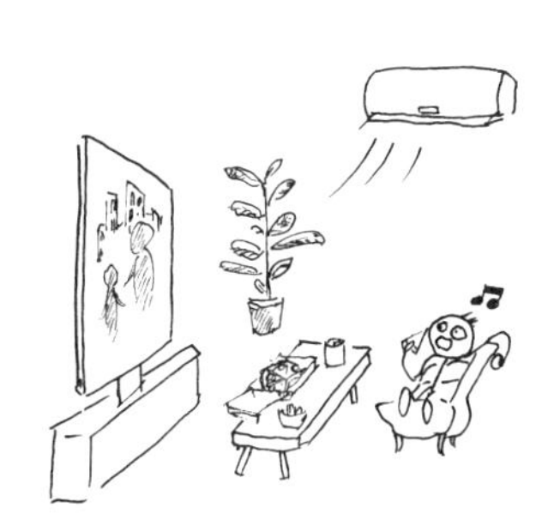

2. 有害物質の増加

食物に含まれている残留農薬や，有害といわれる食品添加物，服用している薬物，各種廃棄物・受動喫煙の問題など，因果関係を厳密に証明できないものの，明らかに胎児に影響を与える可能性のあるものが増加している。環境ホルモン，ダイオキシンなどは不明な点も残されるが，有害物質の増加は事実である。かつてのサリドマイドや砒素ミルクによる障害例から推測すると，これらの有害物質が発達障碍を生み出している可能性は考えられる。有害物質の影響はいまだ確定的でなく，風評的なものがあるが，環境悪化を促しているのは確実である。寄生虫駆除によるアレルギー疾患の増加や，豊かな食環境による生活習慣病などの増加のように，精神科的疾患もある意味で増加させ，発達障碍にも及んでいくのも当然なのかもしれない。

ヒポクラテスは「人間は自然から遠ざかるほど，病気に近づく」と指摘している。致死的疾患の減少が医学の進歩で成し遂げられている一方で，軽度の障碍が生み出されていると考えれば，これは医学の進歩の二面性である。成人の精神疾患でも統合失調症やうつ病が軽症化しているように，従来の自閉症の軽症化によりASDと呼ばれる状況を作っているともいえる。重症例の減少と軽症例の増加という反比例は，医療側からの啓発により早期発見を促し，重度のものが早くから適切な療育を受けられることにつながっている一方で，潜在的なものが掘り起こされ障碍と診断されることで，「軽度の発達障碍の増加現象」が起こっているともいえる。

文　献

1）有田秀穂：セロトニン欠乏脳；キレる脳・鬱の脳をきたえ直す．NHK出版，東京，2003.

4 家庭環境の変化から

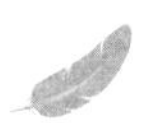 日本の伝統的育児の放棄（西洋化の弊害）

明治維新から，西洋化が好ましいと考える日本の姿は，第二次世界大戦の敗戦後からさらに拍車がかかり，子どもにとってもっとも大切な親に敬語を前後につける母語（お母さん）でなく，敬語もない英語で呼ばせるのが一般化し，適切な日本語があるにもかかわらず多くの言葉を横文字に換えていく。町には茶髪・金髪が闊歩する。これらは，日本の風習を泥臭く感じ，失くしていく傾向を進めていく。赤ちゃんを「背負う」いわゆるおんぶの放棄と，西洋式の「前に吊り下げる抱っこ紐」の使用も然りである。

我が国には「赤ちゃんを背負う」「川の字に寝る」に代表される母子間の触覚を大切にした子育てが伝統的にあり，日本人に限らず有色人種は「背負う」子育てをしてきた(白色人種は背負わない)。母親自身の動きやすさと母子の安全性という身体的に好都合な点はいうまでもなく，母子で同じ方向のものを見て，耳元で母親の声を聞き，母親と接する面積が多くなることで触覚を十分に味わわせるなど，赤ちゃんの健全な発達を促す点で，背負うことは身体的にも精神的にもすぐれているにもかかわらず，西欧化が素晴らしいと思い込む風潮が年々強くなり，今や赤ちゃんを背負う母親はかなり少ないのが現代日本である。「川の字に寝る」風習はいまだに日本で残っている状況に，若干の希望を抱くのだが…。

筆者は「ASD が欧米に比べて我が国で実質は少なかったのではないか」との印象を持っている。子どもに優しい母性社会では，子どもが親へ「甘え」「依存」する状況が強く与えられ，自閉的になるのを防いでいる，と推測するからである。「自閉症は，甘えられない，周囲（とくに親）に依存できない」面が強いので，父性社会の欧米に比べて，母性社会

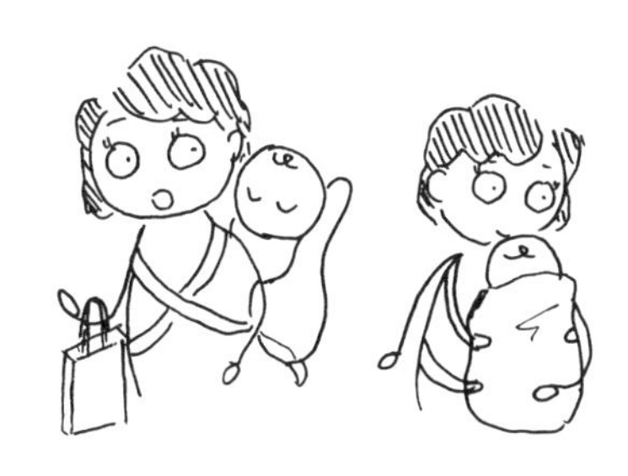

ではそれらを乳幼児期から強く与え，自閉的なものが軽い場合はかなり改善していたのではないかと考えている。よい意味での幼児を甘やかす日本的育児が減少していくにつれ，ASD が増加していくとみれば，理に適っている。

その一方で，極端に表面的優しさに溢れた現代は，もともと父性の乏しい日本で，ますます適切な躾がなされなくなり，規範を守る人間を育てず，AD/HD 的な障碍を増やしていく。

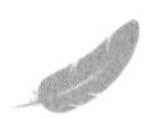

母子関係の変化

家庭から外へ出て働く母親が増加しており，乳幼児期の触覚を中心にした母子関係が希薄になり，安定した対人関係を育ちにくくしている。子どもは 2 歳までは母親自身が舐めるように可愛がって育てるべきであり，それが対人関係の基礎の基礎である愛着を形成する。現代は愛着障害が発達障碍児や被虐待児の問題を含め，大きく注目される時代（p161）になっているのは，これがなされにくい環境（時代）によっている。両親（とくに母親）から乳幼児期に可愛がられて育った子どもは，その後少々の環境変化があっても，基礎がしっかり育っているから問題を出しにくい。

「女性の社会化・自立」が声高に叫ばれ，家庭で子育てをする専業主婦に対して「女性として自立していない」と偏った評価がなされるのは，基本的に誤りがある。子育ては女性の自立を損なうものでなく，もっとも社会的な仕事で，豊かで幸せな社会を築く基本になる。子どもを施設に預け忙しく外で働き，家庭で子どもとゆったりとかかわる時間が乏しくなり，地域とのかかわりも少なくさせて，女性の自立や社会化が達成されるものだろうか。むしろ社会を殺伐とさせていく面がなかろうか。現代日本社会で子どもの問題が多発し，かつてはあまり起こらなかったような社会的事件（一流企業の不祥事から少年犯罪まで）が起こっている遠因になっていないのだろうか。

今なお日本社会に残る男尊女卑は根絶しなければならず，女性が家庭に縛られてよいとはいわないが，「子育ては苦しく，家庭に女性を縛る」と一面的に捉えていては大切なものを失っていく。否，すでにかなり失っている。発達障碍の基本には母子間の愛着が大きく関与しているので，この点からも考えるべきである。

筆者は小児科医として，子どもが心身の幸せを感じ，好ましい成人になっていく国を創るのが，現在の大人の責任であると思っている。目先の経済的繁栄よりも子どもが幼児期に豊かに育つ家庭を提供するのが，国民にとって幸せな社会だと考えるからである。母親に働くように国が勧めるのであれば，待機児童の解消や保育時間の延長・無償化，駅前保育だけに焦点を当てるより，外で働く母親が育児休暇を出産後2年間は最低限とれるような制度の創設が望ましい。父親に育児休暇を与えるより，先にすべきことと考える。これこそ発達障碍の子どもを減らすだけでなく，幸せな国民の多くいる国になると確信している。

令和元年版の『子供・若者白書』（令和元年6月18日内閣府発表）では，「女性は家庭」という考えには半数が反対し，賛成はわずか15％になっているだけでなく，「子どもが小さいときに母親が世話をすべき」とする考えにも半数が反対（賛成は20％）という最近の若者の意識変化を明らかにしている。これは平成30年にインターネットを通じて13～29歳の若者1,134名に尋ねたアンケートの結果によっており，内閣府は調査結果の要因の分析は差し控えるとしているが，筆者は恐ろしい結果とみる。まさに誤った男女平等，母子関係の歪み，子育ての基本中の基本を崩壊させていく「寒々とした家庭」を善とする考えである。

母性を軽んじる社会が子どもを不幸にしていくのは，父性社会の米国で発達障碍や被虐待児が桁違いに多い事実からも明らかである。1997（平成9）年に米国における大規模な思春期の子どもの問題の調査結果[1)]が発表され，翌年には極めて啓発的な書籍[2)]も発刊され，我が国には古くからあった母性的育児が乏しい米国の悲劇を浮かび上がらせた。当時，この調査や書籍は我が国ではほとんど注目されなかった。米国の進歩的思考などには，すぐに飛びつく日本の学者（医師も含む）やマスコミなども，「古い時代の家庭のあり方や子育てがよい」とする当たり前過ぎる情報には，例え米国発であっても関心を示さないのである。戦後75年続く日本の困った風潮である。

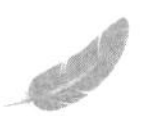

「慎み」の低下

「女性の慎み」「大和なでしこの奥ゆかしさ」といった昔の日本女性の評価は，基本に男尊女卑があった時代のもので望ましくないが，慎みそのものを否定してはならない。女性が「男性優位社会から来る束縛から逃れた自由」

を得たことは好ましいが，慎みが社会から消え，自分の思うがままに生きたい層を多く生み出しているようにみえてならない。

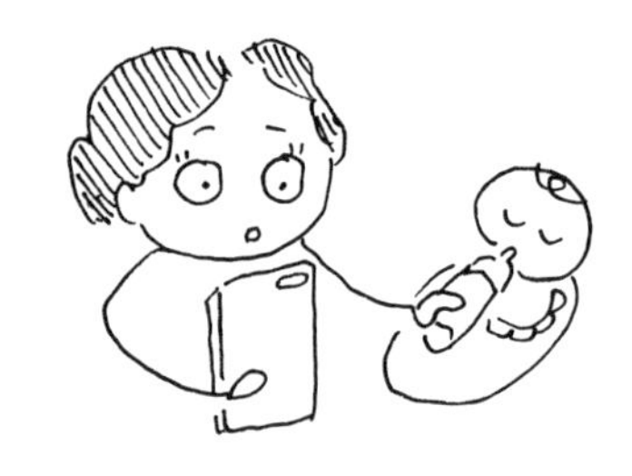

女性の飲酒や喫煙によって，結婚後，妊娠してもやめることができず継続した場合，胎児に種々の悪影響を与えるのは自明であり，発達障碍児を産む率を高めている可能性はあると推測する。

慎みよりも自分の生き方を優先させると，スマホ片手にゲームをしながら哺乳瓶でミルクを飲ませる，スマホに子守をさせるなど困った育児が出現して当然であり，これは母子関係（愛着）を歪め，発達障碍を生じさせる一因になっている可能性が高い。

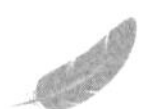 母子家庭の増加

筆者らのような心身医療専門の診療所だけでなく，一般小児科でも母子家庭の急増を実感しており，「全国ひとり親世帯等調査」（厚生労働省）でも確実に増加している。この原因を多くの専門家が分析しているが，筆者の異見は「我慢できない人間の増加」と「我が子への親としての責任より己の権利意識を優先とする層の増加」の結果と考える。もちろん，相手である男性の種々の劣化がより大きな原因で，やむを得ない例も多いのは事実であるが，個性・自由・権利のみが大切と教え続けた戦後教育の負の成果と物資的豊かさの到来が離婚を増加させていると考える。両親がともに自分たちの「親としての子どもの幸せを願う」よりも，自分たちのことを優先していく傾向が強いのである。今や「バツイチ」がある意味，肯定的に使われているようにも感じるのは筆者だけであろうか。

離婚の最大の被害者は子どもであり，次に公費負担増が国の財政を蝕み，貧困家庭の増加で社会の悪化が進んでいく。母子家庭を「単身世帯」「シングルマザー（本来は法的な夫の居ない母親に使うが，現在は離婚・死別後の母親にも使う）」と言い換え，マイナスイメージを減らすようにしていることにも功罪がある。

母子家庭（父子家庭も）は子育ての基本に必要な母性・父性が適切に与え

られなくなり，両親が揃っていても与えられにくい現代では，さらにその弊害が大きくなる。片親家庭が発達障碍の子どもを増加させるとはいえないが，発達障碍的問題が微妙に出てきたときに，その対応に差が出るのは多くの相談例から明らかで，間接的に発達障碍的なものを増強させているとみる。

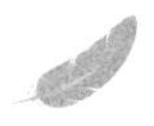

晩 婚

各種の統計や実感として，未婚の男女の増加と，それに比例して晩婚化が進んでいる。昔から高齢出産によりダウン症候群が増加することは指摘されてきたが，同じようなことは発達障碍でもありうるという報告[3)]もある。

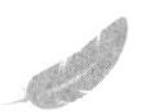

少子化

21 世紀の我が国の最大の問題は少子化であり，年々，人口減少と同時に，高齢者の比率が増加している。我が国がたどるこの道の危険性は，一般に経済面から指摘されているが，子どもの社会化にも弊害を生む。まず，家庭内で子どもの数の減少は兄弟姉妹間で芽生える対人関係の機会を減らし，さらに地域の子どもの減少につながり，集団で遊ぶ機会が少なくなり子どもの社会化を遅らせていく。軽い発達障碍的素因であったものがこの環境で増強されていくのは明らかである。

文 献

1) 冨田和巳・監修・解説，岡田（土居）あゆみ，吉原直子，垣迫三夫・訳：青少年を問題行動から守る方法；青少年の健康に関する全米縦断調査結果．JAMA（日本語版）(4) 79-89，1998.（原文/Resnick MD，Bearman PS，Blum RW，et al：Protecting Adolescents From Harm；Findings From the National Longitudinal Study on Adolescent Health．JAMA 278（10）823-832，1997.）

2) ロビン・カー＝モース，メレディス・S・ワイリー・著，朝野富三，庄司修也・訳：育児室からの亡霊（ゴースト）．毎日新聞社，東京，2000.

3) Hallmayer J, Cleveland S, Torres A, et al：Genetic heritability and shared environmental factors among twin pairs with autism. Arch gen Psychiatry 68（11）：1095-1102，2011.

5 教育の問題

70余年続く戦後教育こそが，我が国の外交から日常生活まで多くの問題を引き起こし，種々の弊害をもたらしたと筆者は考える[1)]。ここでは戦後教育が発達障碍の急増に一役買っているという点に焦点を当てる。

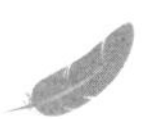

個性・自由・権利のはき違え

戦後教育の問題点は，子どもを縛る枠はすべて「悪」と判断し，未熟な子どもに責任や義務，秩序を無視した個性・自由・権利が大切と教え続け，わがまま・気ままな子どもを容認，あるいは育ててきたことにある。これを発達障碍が増加している大きな要因とみる。物質的に豊か過ぎる時代になり，わがまま・気ままな子どもが今や親・祖父母になった時代では，他の人々によって自分が生かされている（仏教的思考）と考えるよりも，己の欲望が第一と考える利己的人間の増加がみられる。このことが対人関係を拙くさせ，発達障碍的な特徴を持つ人間を増加させていく。

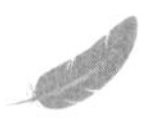

安易な情報が簡単に得られる時代

たやすく情報を入手できるインターネットの利用は便利で有用であるが，それだけでは，瞬間的興味をすぐに満足させても深い思索に進まない。深い思索こそが人間を豊かにしていくのだが，それが育たない環境でプログラミングや外国語を小学生の頃から教えていることは問題である。さらにタブレットやスマホを小学校の教育に使うという方針を改めなければならない。すでにその弊害の徴候は，筆者のように子どもの心を専門にしている者には強く感じられる。最近の教育方針の多くにより，社会全体が発達障碍的になっていく。後述（p64）するが，新型コロナウイルスの世界的感染拡大がさらにそれを強化していく。

例えばカーナビにしても非常に便利だが，これにばかり頼っていると地域全体としての地図を読めなくなる。これは，物事の全体像と一部分を適切に把握して，それぞれの状況を把握する能力を失くしているのと同じである。

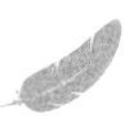

公が個に侵食される社会

ここまで述べてきたことに共通するのは，「公」が消えて「個」になった社会であり，対人関係を不要・苦手にさせる状況が作られ自閉化を促している。とくに戦後教育は戦前の滅私奉公を否定するあまり，社会で必要な「公」を軽んじ過ぎ，私利私欲的「個」を尊いと教え過ぎ，それによって作られた社会は日本人の美徳を滅ぼしていく。現代はいわば滅公奉私である。

塾も個別での指導が盛んになり，運動部の合宿でも雑魚寝でなく個室で寝るなど，あらゆる場で「個」が最優先され，集団に馴染めず，わがままで対人関係を結べない子どもを作っていると同時に，それに対応する社会が，さらにこの状況を悪化させていく。

異見：幼少時からの英語教育の問題

日本人は英語に弱いので，一部の親は我が子に早くから英語を学ばせたいと，英語幼稚園に入れる傾向が強くなっている。会話に問題のあるASDの子どもをこのような所に入れると，多くは混乱して，ただでさえ発達のバランスが悪く，会話にも問題のある障碍をさらに悪化させていく。幼児期から英語だけを使う幼稚園に入れる発想そのものが，子どもの全体的な発達を見ていない，偏ったASD的発想である面も大きいので，そうした親は子どもの混乱を認めず，根本的な問題に目を向けない。これでは子どもの発達障碍が強化されるだけである。

英語（外国語）は現地で生活するのでない限り，母語（日本語）を十分に習得した後で習うべきものである。最近は公教育でも低学年から英語を教えようとしているが，従来の中学校からのほうが適切である。英語を流暢に喋っても，母語すら満足に喋れず，母国のことも知らずで，内容のある話は生まれない。

文　献

1）冨田和巳：小児心療内科読本；わたしの考える現代の子ども．医学書院，東京，2006.

6 仮想現実の隆盛，電子機器による通信・情報・ゲームの問題

デジタル時代による電子機器関連の問題が，従来からのアナログ的な人間社会に深刻な影響を与えている。筆者の臨床経験から，とくに強調したい面である。

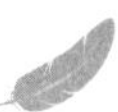

IT・AI・デジタル社会の出現

現代の欧米型先進国でもっとも特徴的なのは，あらゆる分野でAI（artificial intelligence；人工知能）やIT（information technology；情報技術）と呼ばれるコンピュータ主導・依存現象による社会の激変である。基本はデジタルによる技術革新の成果で現代社会は激変し，便利で物質的に豊かな時代を創造しているが，一方で従来から社会が持つ多くの価値観を崩し，変革を余儀なくしている。

何よりも人間の営みの基本にある「心の動き」はアナログであり，この基本は変化しない。親子の愛情，友情，男女の恋愛感情から宗教はもちろん，ソクラテスや孔子など先人の言葉や名言が，現代人の心に響き，教えられることが多いことでも示されている。このほとんど変化しない心に対して，社会（環境）の激変は，一部の感じやすい（弱い）人間にはついていけなくなり，心の歪みを生じさせる。これが結果的に苦しみを与え，不適応を起こすか，無理に適応させると疲れ切って破綻する。

子どもの心身の成長・発達はもっともアナログ的であるが，そこにデジタル社会の影響が強く働いたときに，混乱が生じることは当然で，その一つの現れに発達障碍があるのではないかと考える。

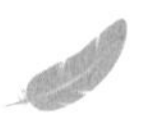

コンピュータ進化の恐ろしい面は…

コンピュータは算盤・計算尺などから発展した手動式計算機を電動化したことに始まるが，最初のコンピュータとされるENIAC（electronic numerical integrator and computer）が作られたのは，第二次世界大戦終結１年後の昭和 21（1946）年である。これは 17,468 本の真空管を使った「巨大脳」と呼ばれ，強烈な冷却装置の必要なものであった。その後，真空管からトランジスタに代わることで飛躍的進歩を遂げ，大型の電子計算機から職場で使える形態に進化し，性能の向上と小型化は，個人が使える一体型の personal computer（英語では laptop が一般的）に発展し，やがて持ち運びのできるノートパソコンになる。それが当初は一家に１台程度であったものが，平成 19（2007）年に発表された iPhone から始まったスマホに至り，幼児までが持つ時代になり，寝床にまで侵入している。小学生や中学生が親に隠れてネットゲームを深夜に行い，SNS，メールをし続ける時代の出現である。コンピュータは超個人的なものになり，情報・通信・ゲームがすべて寝床で可能になっている。ここでも「公」が超個人的なものに変化し，生活はコンピュータに牛耳られ，社会で必要な生身の対人関係を育ちにくくしている。

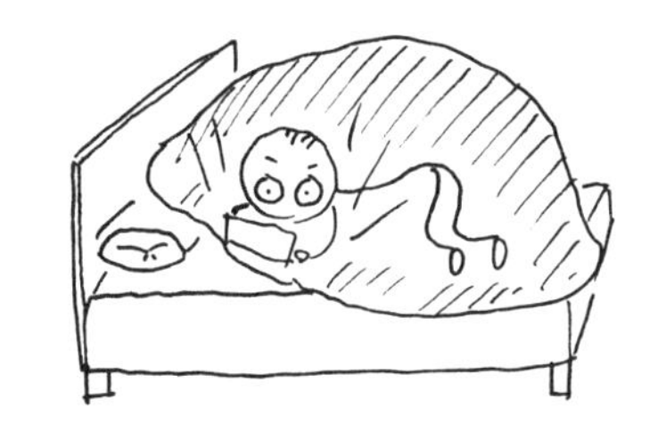

子どもの専門家（小児科医，教師）も気づかない怖さ

筆者は「機器に子どもの相手をさせる」という発想のもと制作された「おしゃべりロボット」が平成 17（2005）年，日本小児科学会総会の会場に展示されているのを見て驚いた。おしゃべりロボットは近年，孤独な高齢者を癒す存在として使われ始めているが，身寄りのない高齢者には向いている面があるかもしれない。しかし，それを病気の子どもや鍵っ子（最近ではあまり使われない言葉だが）の相手に使われると，ますます発達障碍を増加させると考える。

臨床を重視しない研究者の間では，終夜脳波で ASD の診断ができる，治療にはロボットが有用ではないのか，といった発言もなされているが，臨床医の立場からすると，ASD の臨床的病態像を無視した発想である。心や情緒を考慮せず身体のみを診て診断・治療から原因探索を行うのではなく，発達障碍の子どもの種々の特性を把握した後に研究を行わなければならない。理想をいえば，障碍の微妙な違いを把握した心理士・作業療法士・教師などが加わり，個々の療育をきめ細かに行っているなかで，障碍の原因探索がなされなければならない。求められるのはあらゆる場での人間的対応である。

数年前から，小学校でタブレットを使う授業を始めているのは，子どもの発達に対して危険極まりない試みであり，これを続けていくと将来に禍根を残すと，筆者は常に訴えてきた。しかし，世界の AI 時代に乗り遅れないようにと，義務教育期間に全生徒がタブレットかパソコンを使えるようにする方向に走り出し，新型コロナウイルス感染症の蔓延はそれらをさらに押し進めている。これこそ教育の基本（学問に王道なし）を弁えず，目先の表面的現象に惑わされて本質を見失った教育行政と断言する。幼少時は可能な限り面倒なことを通じて勉強していく姿勢を教えなければならない。安易に小学校からタブレットやパソコンを使えば，辞書を引く能力も育たず，あらゆるところで勉強もどきを奨励させることとなり，勉強の本質を失くしていく。筆者のようなアナログ世代の高齢者も，20 年近くパソコンを使用していると，ペンを使って文章を書くことが億劫になり，漢字が思い出せなくなり，それを調べるのに辞書を引かずにパソコンや電子辞書に頼っている。小学生からその環境で育った子どもはどうなるのであろうか。

なお，LD をはじめ，あるタイプの発達障碍の子どもには，タブレットを使うことで彼らの勉強に有用な場合もあるのは自明であるが，一律に学校ですべての小学生から使わせるものではない。簡単な操作で安易に知識が得られる問題だけでなく，学習場面以外に使われていく危険性は制限をつけても止めにくい。一般的に発達障碍の子どもはこれらの機器に健常児以上に親和性のあることも問題であり，彼らの障碍的特性を増強させていく。

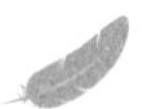

映像の氾濫

子どもは絵本が好きで，やがて挿絵入りの童話を読み，文字ばかりの本に年齢とともに親しんでいき，最後に文学にまで進み教養を積んでいく。この基本になる絵本が動く映像によって映画になり，多くの者に魅力あるものになった。映画は娯楽として大きな位置を占め続けながら，新しい芸術にまで高まった面もある。とくに反射光で映画館というある意味で非日常の特定の場所で，決められた時間（約 2 時間程度）に集中して仮想現実を楽しむ点で，弊害はそれほど大きくなかった。これがテレビになり日常生活を送る家庭に映像が入り込んだことで，状況は一変する。反射光で時々観る映画と異なり，発光体で際限なく見るテレビによって，目への悪影響が大きくなった事実にもっと関心を持たなければならない。さらにテレビからビデオ，動画配信サービスと映像の提供が多種・多様になり，機器の進歩で画面が小さくなり寝床までに入り込み，視野の一点に集中する LED の照射になった。この弊害は視覚刺激の面でも大きくなっていく。

何よりも人間は実社会（自然）ではすべて反射光で物を見ているが，最近はテレビ・パソコン・携帯電子機器など発光体を見る機会が多くなっている。太陽はもちろん，電灯・蛍光灯・LED など発光体を長く見ていることはできないが，太陽の反射光で光る月はいくら長く見ていても疲れないどころか，秋の月見など風物詩にまでなっている。反射光のよさである。

さらにいえば，自然界の物は 3 次元（縦横・奥行）であるにもかかわらず，映像は基本的に平面（縦横）であるため，立体で感知した奥行の刺激が減らされることで，左右の目に少しズレた刺激が与えられ，それを幼児期から経験することで，視力やそこから得られる能力を損なうのではないだろうか。EBM は絶対に示せないが大切なことだと考え，筆者は懸念している。

テレビがそれほど普及していなかった頃の日本で，評論家の大宅壮一はテレビについて，「紙芝居同様，否，紙芝居以下の白痴番組が毎日ずらりと列んでいる」と発言し，「一億総白痴化」なる言葉がはやり始めた。その後 20 年余りして心理士の岩佐京子が『テレビに子守をさせないで』[1]を著した。当時，家庭用ビデオはほとんど普及していなかったが，動く映像（テレビ）を子どもが見続けることに警鐘を鳴らしており，「幼児にテレビを見せていると自閉症になる」と結論づけている点で，多くの専門家は否定的な評価をしたが，テレビを幼児期から長時間見させる危険を指摘した点で筆者は評価する。なお，現在は片岡直樹（小児科医）が精力的にテレビ・ビデオの弊害を訴えている[2]。

映像にどっぷり浸かり，これに親和性の高い最近の子どもは漫画やイラストを上手に描くが，耳で聴き，黒板（白板）に書かれた重要事項の要点をノートに書き写し，授業を理解する能力は極端に落ちてきている。とくに発達障碍の子どもに多いこの特徴は象徴的だと筆者は考えている。

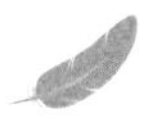

通信手段の変化

パソコン通信が始められたのは昭和60年代（1985〜）だが，これがインターネット通信として少しずつ普及し始め，平成7（1995）年にWindows 95の登場で，一般に広がり始める。当時は米国でもインターネット利用率15%で，ダイヤルアップの時代だった[3)]が，米国のキンバリー・ヤングらがその危険性に早くも警告を発して，3年後に『インターネット中毒』（毎日新聞社）が発刊された。その内容は先見の明があり，インターネットにはまるのは「ギャンブル・アルコール依存症」に似ると指摘した[4)]。現在，パソコンと携帯電話の機能を合わせたスマホが一般化したことで，まさに無駄な通信が「まともな人間関係」を損ない，実質的な対人関係を減らし，デジタル信号によるものになり，むしろ依存症を作り出している。

メールは元来，相手の状況を考えなくても知らせたいことを早く知らせる優れた手段で，例えば，研究者同士が互いの研究成果・課題・疑問などを迅速にやり取りする最適な手段になる。しかし，それが一般の人間関係に使われ，子どもにも波及することで弊害が目立ち始める。電話であれば相手の立場（時間や場所）への気遣いをしなければならないものが，メールでは不要になる。そのため，研究者間や仕事上では，それが利点になるが，人間関係でもっとも大切な「相手の立場に立って考える」（「心の理論」，p136）ことを失わせたのである。これはASDを奨励しているようなものである。

また，パソコンを使ったメールではそれなりの文章を作成していたが，携帯電話では，それが簡略化されたうえ絵文字が登場し，さらに単語の最初の文字を入れるとすぐに以前に使った単語や文章が出る機能が，物事を深く考えさせることをやめさせるだけでなく，微妙な表現や思考を軽くするようになり，ASD的に向かわせていく。

今や大学ではスマホがなければ，学校からのお知らせも届かない時代になっている。学生が自ら注意しなくても，あらゆる情報は個人に送られてくるので，自分に必要な情報を大学にある公的掲示板から集める能力の低下した学生を創っていく。スマホで個別に知らせることはAD/HDの学生に注意を促す好ましい面もあるかもしれないが，一般には弊害のほうが大きい。さらにAD/HDの学生であっても，掲示板ぐらいは見る・注意する習慣を育てることが学校教育の役割であろう。

ここにSNSが広く使われるようになると，思いつきなど，簡便な通信が行われるようになり，ますます人間の思考が軽くなる。とくに中学生ぐらいから，先ほどまで実際に会っていた級友間で行われるほとんど無意味な簡略化したメールは，無駄な時間の使用に加え，新たな形のいじめ問題まで作り出している。

このデジタル通信が，実社会がアナログである人類の対人関係の基本を損なわせ，発達障碍を増加させていると考える。

遊びの変化

子どもが遊びを通じて成長・発達していくのは，心理治療に「遊戯療法(play therapy)」があることでも証明されている。子どもの遊びは大きく屋外と屋内に分かれるが，基本は屋外で複数の人間が集まり，昆虫採集から集団の競技に至る触覚を生かした身体の遊びが中心になる。

図II-6-1に示したのは有名なブリューゲルが描いた「子どもの遊び」であるが，子どもが身体を使い，仲間と群れをなし，主に触覚を刺激させなが

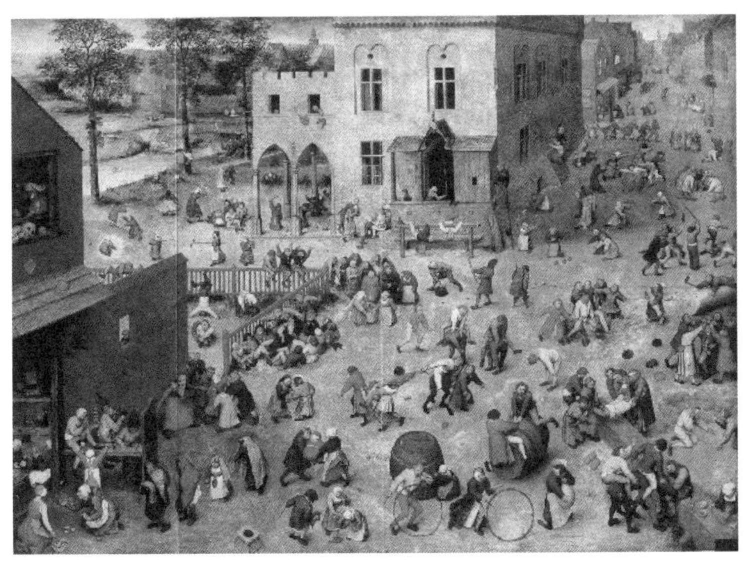

図II-6-1　ブリューゲルの「子どもの遊び」

ら戸外で遊びに興じている姿を描いている。これは古今東西，子どもの成長に仲間と群れ，触覚を活用した戸外の遊びこそ心身の健全な発育を促すものであることを示している。昔の日本では赤ちゃんのときには姉や兄に背負われ，自分が大きくなれば弟や妹を背負った体験があり，まさに身体接触が兄弟姉妹間でも濃厚になされてきた。

屋内で行うゲームでも，昔からあるすごろくから囲碁に至るまで，すべて相手がいる遊びである。昔から麻雀をすると人間性が判るといわれてきたように，ゲームは人間関係のなかで行われて，ある意味で対人関係を学ばせる役割もあった。半世紀前までは大学生の多い所には雀荘と呼ばれる麻雀を楽しむ会所が多くあったが，今やほとんど見かけなくなったことが象徴的であるように，本来の人間関係が重要な役割をするゲームをすることはなくなってきている。

これは昭和53（1978）年から，いわゆるインベーダーゲームと呼ばれる電子機器が喫茶店などに置かれ始めたときに始まる。機器相手に独りで楽しむゲームは瞬く間に普及し，数年すると小型化したテレビゲームが家庭に入っていく。現代ではスマホと進化した通信手段が結びついてネットゲームが中心となり，子どもは実なる対人関係のない，独りで「虚」のデジタル空間で遊ぶことに熱中し，さらに深夜に及んで見知らぬ相手と遊ぶのが現代っ子の楽しみになっている。

筆者はこの現象を「子どもがブラックホールに引きずり込まれた」と解釈している。それは前述したキンバリー・ヤングが，インターネット中毒は「ギャンブル・アルコール依存症」に似ると20年以上前に警告[4)]したこと以上の悲劇とみている。生身で直接他人と触れ合う社会でなく，「人の心が判らない」（ASD的），現実社会の体験の乏しさと仮想空間で攻撃的ゲームにのめり込み「衝動的」（AD/HD的）になっていく怖さである。また，発達障碍の子どもほどこれらに溺れていく率が高いのも臨床上の経験であり，現代はこれで育った親も増加している。

何よりも困った環境は，ゲームもメールも電源を入れる・切るが，自分の都合で決まるので，社会が多くの人々による共同体であることを忘れさせ，他人への気遣いは不要になる。「心の理論（p136）」が完全に無視されており，ASDが増加して当然な社会になる。

企業は生き残り戦術で，この状況を悪化させる新たな製品（例えば，常に子どもの興味を刺激する新しいゲームの開発など）や手段を常に提供する方向に進んでいる。

 デジタルとアナログの象徴的問題

デジタル（離散的・切る）は高性能なものを生み出すが，私たちの住む実社会は常にアナログ（連続）で，人間の生活の基本は旧態依然としているため，デジタルは実社会からは遊離した進歩し過ぎた技術になる。まさに実社会と違った異次元の世界に子どもを追いやる技術・手段が次々と開発され，子どもはそれらに順応していく。ところが人間の心の本質は変わらないため，この矛盾・ズレの怖さにこそ，現代の問題があると考える。昔から延々と続いてきたアナログ的対人関係が急激に結べない発達障碍が急増して当然のこととなる。

高齢者は新しい機器に不慣れで，説明書をみてもなかなか習得できないが，子どもは説明書などなしで新しい機器を使いこなしていく。従来の人間関係のなかで生活してきた者には理解しにくい現象であり，これに親和性のある子どもは「発達障碍になりやすい」とさえいえるかもしれない。皮肉な言い方をすれば，この時代に相応しい能力が発達障碍的なのかもしれない。企業は社会的使命よりも利益最優先で発達障碍製造機（各種のゲームソフトなど）を作り続け，学校までもがスマホやタブレットを使う授業や通信手段を取り入れる先に待ち受けるのはブラックホールである。

勉学で重要な役割を果たす試験も，思考を働かせて記述する形式よりも，採点の利便性が優先され選択式になって久しい。しっかり思考して記述をしなくても，鉛筆を転がして印を入れることで正解が得られる可能性もあれば，落とし穴に引っかからないよう気をつける，本筋と違った面に注意を払わなければならない勉強の恐ろしさこそ，デジタル時代の弊害である。

旧来の時計は前後の感覚が生まれるアナログだが，デジタル表示の時計では瞬間を知らせても，時の流れが把握できない。音楽でいえばリズムを刻む打楽器はデジタル的で，旋律や管弦はアナログ的であるが，電車内で若者のヘッドホンから漏れてくる音は，シャカシャカという打楽器が主な音楽であるのも現代を表しているといえる。

デジタル技術は交流電気の＋と－から発展したもので，それらは瞬時の反

応で，スマホを扱っている若者の神技のような指先の動きに似ている。アナログ的人間からみるとこの指使いは，確実にデジタルに親和性がある。先端技術が社会を変えていくのは時代の流れであるが，多くは人間の本質的な日常生活に好ましいとはいえないように思えてくる。

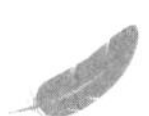

新型コロナウイルスと発達障碍

我が国はもとより世界中が新型コロナウイルス感染症の大流行（パンデミック）と対峙している（令和2年8月現在）。奇しくも筆者が最初の専門書『小児心身医学の実際』（朝倉書店）を発刊したときも阪神・淡路大震災が発生し，災害時の心理・社会的反応について急遽追加で記述した25年前を思い出す。

新型コロナウイルスの蔓延は，恒常性を好むASDの子どもに対して，学校・通所施設・作業所の閉鎖や時間短縮など，これまでの予定を変更せざるを得ない環境変化をもたらし，彼らに大きなストレスを与え，感覚過敏な者にはマスク着用の難しさも加わる。AD/HDの子どもは室内にいることがストレスになり，それが彼らの衝動性を高め，家族内に衝突を増加させる。さらには発達障碍の子どもだけでなく，健常な子どもにもゲーム依存を強める作用をもたらし，制限しにくい状況になった。普通であればある程度規制できる家庭でも，異常な状況ではしにくいため，ゲーム・インターネット依存を強化したのは疑いない。これが一時的な現象であることを願いたいが，これまでの状況から考えると拡大が予想される。

一方で，対人関係に常に緊張し続けているASDの子どもは，家庭に合理的に籠ることで安定を生み出し，それが好結果をもたらす例がある。不登校状態の子どもは多くが気分的に楽になり，回復がみられた例もある。成人例でも，外出時やスーパーの買い物で常に対人関係の緊張を強いられていたところ，人数の少なさや並ぶときの間隔の広さ（いわゆるsocial distancing）で緊張が薄れて，「これほど気分が晴れ晴れしたことはない」と感じた人もいる。筆者が，混雑しない通勤電車で気分が安らいだのに似ている。

このような目に見える変化よりも筆者が危惧するのは，この感染症がデジタル化を促し，在宅勤務やネット会議，小学校から大学に至る教育機関でも前述（p60）したことが加速され，ますます従来からの対人関係のとりにくい者を増加させていくことである。さらに気になるのは，ネットを活用する分野で日本が世界の進歩に取り残されている（web 会議，授業ができない）と明らかにされたことにより，これを機会に「加速させなければならない」という誰もが疑問を呈しない意見が噴出し，低学年からのパソコンやタブレット普及が従来以上に進められていくことである。目先のデジタル機器による利便性にのみ注目し，現実の人間社会で必須の，精神に豊かさを芽生えさせる対人関係をあらゆるところで消失させていく社会的恐怖を感じる。新型コロナウイルス感染症で，日本社会の一億総自閉スペクトラム症化が一段階進んだように思える。生身の対人関係を否定し，デジタル化の対人関係を進めていくことが，非常時だけでなく一般化し加速することで，発達障碍を確実に増加させていく。三密を避けるとか social distancing を守るということは，生身の対人関係を築かないことを勧めている以外の何ものでもない。むしろこれまでの人類が作り上げた長い歴史で培われた文化を，仕方なくであっても積極的に否定していくことになる。人類のかけがえのない文化を否定する環境を積極的に作ることは，発達障碍を増加させる作用以外の何ものでもない。目先の出来事に目を奪われ，本質を見失ってはならない。

これら急速に進むデジタル技術による進歩は，人々の生活をあらゆる面でよい方向に変化させると，15 年ばかり前から Digital Transformation〔DX，エリック・ストルターマン（Eric Stolterman，スウェーデン・ウメオ大学）が提唱したとされる〕として好意的に受け止められてきたが，この論調は楽観的過ぎたのではなかろうか。web アプリによる会議・学会など，新型コロナウイルス感染症の拡大で改めて注目され，各種の方法が広まりつつあるが，筆者はここまで述べたように，さらなるデジタル化は従来から営々と築き上げてきた人間関係を損なう方向に行くとみている。むしろ，現代社会は越えてはならない一線を越えてしまったのではなかろうか，とさえ考える。便利過ぎるデジタル社会で新型コロナウイルスが出現したのも，一線を越えたことからもたらされたとすると「科学的でない」と一笑に付されるかもしれないが，一つの現れとみるよりそこに闇があることを示唆していると筆者には思えてならない。

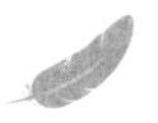 社会はどこへ向かうのか

ある疾患や障碍の急激な増加は，人間の本質がそれほど変わらない以上，環境変化に原因を求めなければ説明がつかない。最近になりエピジェネティクス（epigenetics）という，ある個体のなかで遺伝子が環境により変化していく現象が注目されている。つまり，従来から考えられていた以上に環境が生体そのものに大きくかかわっており，ますます bio-psycho-socio-ecoethical medicine 的思考が発達障碍を考えるときに必要になっている。中枢神経の器質的疾患とだけ考えて対処している身体医学では，発達障碍を適切に対応できないのは自明である。

発達障碍の急増が現代日本社会の姿である以上，彼らを異常であると診るアナログ世代のほうに問題があるとする視点もあるかもしれないが，人間の本質は何百年から千年といった長さでみても，それほど変わらない歴史をみれば，やはり現代社会のおかしさが発達障碍を多く生み出しているという筆者の意見は異見ではないと考える。

文　献

1）岩佐京子：テレビに子守りをさせないで；ことばのおそい子を考える．水曜社，東京，1976.

2）片岡直樹：テレビ・ビデオが子どもの心を破壊している！．メタモル出版，東京，2001.

3）橋元良明：調査から見た日本のネット依存の現状と特徴．教育と医学 63（1）：60-67，2015.

4）Young KS：Internet addiction；The emergence of a new clinical disorder. Cyber Psychology and Behavior 1（3）：237-244, 1998.

Ⅲ章

診断，治療，検査

1　発達障碍の診断

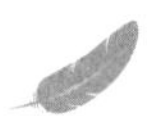

症状と診断を考える

一般的な身体疾患では症状がどの臓器に由来しているのか，どのような原因（感染など）によるのかは比較的判りやすく，そこから診断をつける。症状と診断の関係は明快であり，精神発達の遅れが大きいダウン症候群でも，染色体の異常など「身体の原因」が判っている。

しかし，発達障碍を含め，多くの心因性疾患（病態）では，原因と症状の関係はそれほどはっきりしないことが多い。多くの基礎研究から遺伝子や中枢神経に異常があると指摘されているが，それは絶対的なものではない。症状から診断をつけることは，身体疾患のように明確にできないどころか，問診する医師の経験や訴える側（子どもの場合は親子）の表現にも大きく左右される。つまり症状も原因もあいまいな要素があり，身体疾患と同じ概念では診断がつけられない分野となる。診断基準が重視される所以である。この最大の問題を厳密に考えていくと，発達障碍の診断はつけられなくなる。この現実を頭の片隅に置きながら，本項では症状とそれに基づく診断を考える。

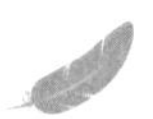

どのように診断するのか

発達障碍の診断も典型例では容易であるが，多くは難しい判断を迫られる。とくに外面的には障碍の程度（症状や言動）が軽くみえ，年齢や生活の場所など条件によって変わる例では，情報(両親・兄弟姉妹・祖父母の見方，近所，集団教育の場などでの子どもの像）を適時集め，経過を診ていき，成育歴を詳しく尋ねることで，ようやく診断できる例が多い。このような例では最初に下した診断名が，時間の経過とともに変わることもある。現実に情報を多く集めることが不可能であっても，その視点を常に持たなければならない。

1. 診断基準を絶対視してはならない

現在，発達障碍を診る場合，米国で作成されたDSM-5に準拠して診断をすることがほとんどだが，いわゆるガイドライン（指針）も含め診断基準だけで診断すべきではないと考える。臨床上，目の前の子どもの治療を第一に考えれば，各自の臨床経験による「自分なりに蓄積した知識や知恵」に「身体だけを診る一般医療とは異なる感覚（センス）」を加えなければならない。とくに原因が基本的に判っていない疾患では，「医師の経験や感覚」を重視することが大切で，発達障碍はその最たるものである。恣意的なものを極力排するために作成されている診断基準は，複数の医療機関における疾患の比較や，学会発表など学問的には役立つが，臨床（というよりも子どもやその親の立場）を重視するのであれば，DSM-5は絶対的なものというより，参考に留めるとする考えが必要である。

診断には客観性・信頼性が求められるため，診断基準はそれなりに有用なのはいうまでもないが，もっとも重要なのは目の前にいる親子に役立ち，指導や治療の助けになる診断である。極端にいえば，診断名はつけられなくても，親子のこれからの生活に役立つ診療を行うのが臨床医の仕事になる。

2. 信頼性と妥当性が相反する診断基準

診断基準は，異なった医師が診察しても，同じ病態の場合は同じ診断名になるようにする目的で，信頼性（一致と一貫性）を最優先している。そのためには症状の定義を単純明快にする必要があり，この単純化が個々の病態の微妙な違いを軽視することになり，診断の妥当性（適切か否か）が損なわれていく。診断基準は「信頼性」と「妥当性」の相反する問題を持つ。それぞれの国において疾患の診断根拠が異なっていると国際比較ができず，統計などもとりにくい欠点があるので，信頼性を重視した診断基準は学問的に重要でありながら臨床では参考程度に留める必要がある。信頼性に価値を置くことで，微妙なニュアンスが重要な精神医学を，チェックリストが優先の精神医学にしている問題を知るべきである。大切なのは「どのような病気なのかではなく，どのような人が病気になっているのか」になる。ある程度の経験を積んだ医師は，自分の経験や感性を診断基準に加えなければならない。少なくとも臨床では自分の目で診たものも重視するようにしたい。

3．DSM-5 の問題点

DSM は精神科診断の信頼性を高め，精神医学研究の変革を促す一方で，妥当性を軽んじたため，疾患や症状，障碍を増やす診断のインフレを発生させ，それを増強する意図せざる結果をもたらした。DSM-Ⅳが発表された 3 年後から，AD/HD，自閉症双極性障害との診断が急激に増えたが，「これは予想できなかった」と DSM-Ⅳの編集責任者であるアレン・フランセスは指摘している[1)]。米国の小児精神科医は，子どもに精神疾患の診断を乱発する方法を常に発明しているとまで揶揄され，ある研究によると 21 歳までに 83%が精神疾患の診断条件を満たすとフランセスは指摘する[1)]。

この状況を考えると，診断基準を金科玉条のごとく奉り，それのみを診断の根拠とするのは臨床では有害にさえなり得る。診断は医師のためだけにあるのでなく，患者のためのものでなければならない。この点をふまえて，DSM-5 を診療の参考に使う必要がある。

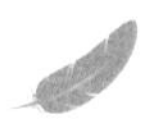

小児科医に求められる初診時の対応

1．診察室での子どもの言動

小児科医は病気を疑って診察室で子どもを診るのは当然だが，併せて，親と話しながら，あるいは何となく待合室の気配を感じながら，子どもをみている。そのときに子どもの言動が，通常の多くの子どもとはどこか違っていると感じた際に発達障碍を疑いつつ診察を進める。ただ，親が尋ねないにもかかわらず医師側から言い出すと「我が子を障碍児扱いした」と誤解され，親の怒りを誘うこともあり得る。そのため，障碍を指摘するには技術が必要であるが，子どもの将来のことを考えれば，「少し気になる点がある」と断って，親に「医師として疑いを持つ理由」を述べ，発達障碍的言動の特徴を子どもが持っていないのか尋ね，簡単な質問紙（p131）を渡し記入してもらうようにする。場合によっては専門機関の受診・相談を勧める。

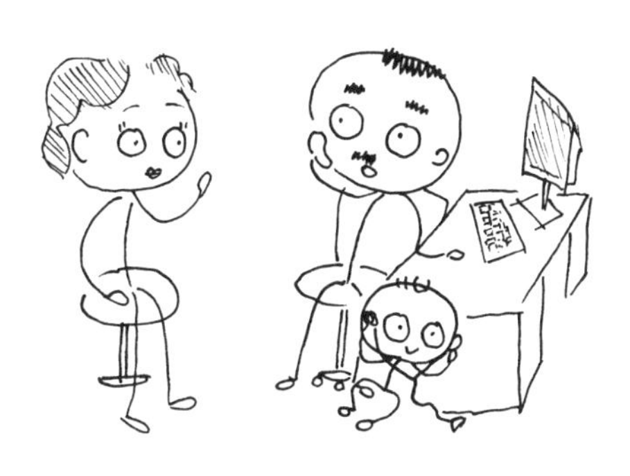

子どもの問題にまったく気づいていない親もまれにいるが，多くの親は我が子の言動が他児と著しく異なることを内心は気にしている。ただ，人間の習性として，気になる悪いことは「見て見ぬふり」「否定したいので見ない」といった矛盾した思考に縛られる。また，気にしながらも異常を指摘されたくない親もいるので，この両価的（ambivalent）気持ちへの対応は難しい。いずれにしても，気になることを「知らせる，注意を促す」のは難しいと心得ながら「子どもの健全な発達と好ましい成人になることを望む」小児科医としては実行すべきである。

身体の病気では疑うことや早くみつけることは子どもや親から感謝されるが，発達の問題や精神的なことは恨まれる場合さえある。あらゆるところで身体医学と異なった発想が求められるのが精神分野の医療である。

2. 治療的側面も含めた最初の説明

親の心情を汲みながら適切に説明していくのは「身体の病態を知らせたり説明したり」するのと少し異なった技術が必要である。親の性格（おおらかなのか神経質なのか，きっちりしているのかおおざっぱなのかなど），知識（教養），日常生活での価値観，子どもへの思いや期待などを推測してやんわりと伝えればよい場合もあれば，少し厳しく伝えたほうがよい場合，時には事実を淡々と伝えるほうがよい場合さえある。

家庭医の場合は，日頃の診療を通じての信頼関係があるはずであるが，信頼関係が急速に失われている昨今，医師側の「よかれと思って」行ったことが通じず，誤解される場合もある。本来の診療と別のこととして，何かのついでに親から尋ねられる質問や疑問のなかに，発達障碍に関する内容があり，親から尋ねられたときであれば伝えやすい面もあるが，基本は前述した姿勢が必要である。

症状が軽微な場合，しばしば「少し様子をみましょう」といった言葉を小児科医のみならず，多くの専門家が口にするが，これは好ましくない場合が多い。「医師の言葉＝診断」と多くの親は解釈し，「大丈夫と診断された」と捉えることが多いからである。典型例以外は個々の変異や重複で，初期の診断は難しいが，それを「様子をみよう」でなく，気になる点を親に具体的に知らせて，家庭内や保育園・幼稚園での子どもの言動を総合して，時間とともに経過（年齢も）を追って判断する。発達障碍は重度でない限り個々に表現が異なるので，複数の目や場での様子から判断しなければならない。診察室内だけの数分間の観察と親の訴えだけから絶対に診断すべきでない。専門医や専門機関が極端に少ない現状では，第一線の一般医の対応が重要になるので，できるだけ発達障碍の特徴を熟知するとともに，積極的に知識を深め，経験を重ねていく。

我が子の発達障碍を認めたくない親の心情を理解しながら，気になる場合は適切な療育を早期から始めるよう専門機関に紹介する。最近は発達障碍の相談が多く，公的機関は手一杯になっているが，同時に市町村が複数の相談機関を設置しており，また，民間の相談機関もできているので，これらの社会資源を常に小児科医として把握しておく。地区の医師会や学会はもちろん，教育委員会や相談機関など教育・心理関係者からの情報もこまめに得る努力をし，各機関の特徴や信用度を認識するようにする。教育・心理学部がある大学では相談室を設けている場合も多い。

相談が急増している公的機関でも，軽度と判断した場合「様子をみましょう」としばしばいうが，その間に適切な対応が遅れる例が意外に多い。発達の偏りが少しのものを発達障碍と決めつけるのはよくないが，子どもの示す「気になる，困った」特徴には，その後も子育てや集団教育の場で常に注意を払うように指導しなければならない。配慮した育児や集団教育の結果，発達障碍の軽度を正常（普通）に，重度を中等度に改善していく。この微妙な対応こそが現代では必要になり，認めたくない親に理解を促し，それなりに適切な配慮を家庭や集団の場（保育園・幼稚園・学校）で実行させるように指導することこそ，小児科医に求められる大切な役割である。具体的な内容は相談員や心理士など専門家に任せるにしても，常に子どもを診る立場の小児科医はこの視点を持ち続けなければならない。

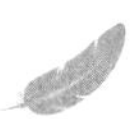

小児科医が知っておくべき発達障碍の症状と診断

1．自閉スペクトラム症（ASD）

DSM-5におけるASDの診断基準を表Ⅲ-1-1に示す。スペクトラム（spectrum：連続性）という名称は，前述（p11）したように対人関係の障碍が前面に出て程度がさまざまなことからつけられている。これはとくにASDにのみいえることでなく，いかなる疾患でも個々に重症度が異なるので，ある意味ですべての疾患はスペクトラムと考えるのが望ましいが，ASDにのみついたのは，それがより顕著だからである。

以前から知られていた自閉症はこの病態の最重症型で，当時は障碍が中等度～軽度だと「性格の偏り」程度と解釈されるか，他の精神疾患と診断され，現在のスペクトラムという思考は残念ながらなかった。典型的自閉症は乳児期から視線が合わず，その後言葉が出ないのが特徴で，まさに対人関係の基本に障碍があったが，時代の変遷で最近は，「言葉の出ない」自閉症は極めて

表Ⅲ-1-1　DSM-5における自閉スペクトラム症（ASD）の診断基準

※以下のA，B，C，Dを満たしていること。
A：社会的コミュニケーションおよび相互関係における持続的障害（以下の３点で示される）
①社会的・情緒的な相互関係の障害
②他者との交流に用いられる非言語的コミュニケーション（ノンバーバル・コミュニケーション）の障害
③年齢相応の対人関係性の発達や維持の障害
B：限定された反復する様式の行動，興味，活動（以下の２点以上の特徴で示される）
①常同的で反復的な運動動作や物体の使用，あるいは話し方
②同一性へのこだわり，日常動作への融通のきかない執着，言語・非言語上の儀式的な行動パターン
③集中度・焦点づけが異常に強くて限定的であり，固定された興味がある
④感覚入力に対する敏感性あるいは鈍感性，あるいは感覚に関する環境に対する普通以上の関心
C：症状は発達早期の段階で必ず出現するが，後になって明らかになるものもある
D：症状は，社会や職業，その他の重要な機能に重大な障害を引き起こしている
＊上記の症状から重症度を３段階に分けて診断する（詳細は省略）

〔日本精神神経学会（日本語版用語監修），髙橋三郎，大野裕・監訳：DSM-5精神疾患の診断・統計マニュアル．医学書院，東京，2014，pp49-50．より作成〕

まれになり，まさに自閉スペクトラム症といえるさまざまな段階の対人関係障碍の状態（症状）が増加している。
以下に発達段階ごとにみられる主な症状を示す。

1）乳児期

以前に自閉症と呼ばれていた最重症型では，発語年齢以前の0歳時から，その特徴的な症状，とくに「視線が合わない」ことが気づかれる。母親が授乳させるために抱き上げても，乳児のほうから「抱いてほしい」行動や微笑みが出ず，母親は「まるで丸太を抱いている」感じになり，目を合わせない・そむける行動が出る。最近はこのような例をほとんどみないが，これがASDの原点と考えると理解しやすい。乳児にとって母親が唯一無二の存在であるにもかかわらず，その母親との人間関係を拒否しているようにみえる。互いに見つめ合うのは親しみを持つ関係ながら，これがなく，母親があやしても母親を見ようとしないか，むしろ目を逸らす。

乳児はすぐに泣き，排泄をはじめ，あらゆることで手のかかる存在であるにもかかわらず「手のかからない・やりやすい・おとなしい子」と認識される場合は，まずASDを疑わなければならない。何かと忙しい母親はこれに疑問を持たず，異常に気づかないだけでなく，「よし」としてしまうことさえある。外で働き疲れて帰った母親にとってはなおさらである。実際には「反応が乏しい・出ない」からこそよけいに子どもに「話しかける」「あやす」など，接触を密にしなければならない。母親に無関心なことから母親からのかかわりも減っていく場合があり，よけいに障碍が改善できない。

母親に関心を持たず，親しみを感じていないため，生後5カ月頃からみられる，親しい母親と初めて見る他者を区別する結果の「人見知り」も出ない。愛想がよくて人見知りしないのと，ASDで人見知りしないのとでは親しみという点で大きく違っているが，違いの判らない親もいる。

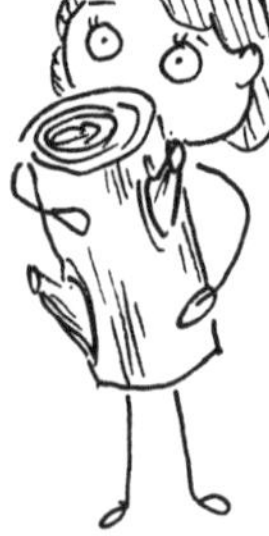

2）幼児期

このような特徴に続き，1歳を過ぎても喃語が出ず，2歳になっても言葉が出ないという最大の特徴が明らかになる。発語は個人差があるので，正常でも3歳頃まで出ないことも時にあるが，正常での遅れは言葉が出なくても，自分の求める物を指差しで知らせようとし，何よりも親のしゃべることに反応し，自分もしゃべりたそうにしている様子がみられる。これがみられず，しゃべることに無関心な様子があればASDをまず疑う。ASDは男子に多く，「男の子だから言葉が遅れて当然」と思う親や祖父母が多くいるうえ，代謝性疾患や精神遅滞のように顔貌で判断できず，むしろ可愛く賢そうにみえるので，親の「異常を認めたくない，否定したい気持ち」が重なり放置される例が多い。

この時期からは本能的に母親や周囲の大人の真似をし，年齢が上がるにつれ積極的に大人と同じようにしたがり，それが社会化につながるが，ASDの子どもはほとんどこれがない。関係性の乏しさという最大の特徴がここでもみられ，集団生活が始まっても指示に従わないことに通じる。

ほとんどの幼児は母親の代理として愛着の対象をぬいぐるみや身近な物に持つようになり，とくに寝るときにそれを掴み安心して寝るので「安心毛布（security blanket）」と呼ばれる。いわゆる「ライナスの毛布」（漫画『ピーナッツ』）であり，ここまではほとんどの子どもにみられる正常の発達であるが，ASDではこの物への愛着が強烈に出る。人に親しみを感じる代わりに物に愛着を持ち，お気に入りができると同じ物に強く拘り，汚れてぼろぼろになっても離さず，洗濯できないばかりか，まったく同一の物でも新しく買った物は拒否するまでになる。この特性は身につけている物にも現れ，好みの服・靴などあらゆる日常的な物に及んでいく場合もある。極端な例では，母親が子どもの寝ている間に洗濯し乾かし，子どもの起きる時間に間に合わせても，きれいになったことで昨夜の物と違うとパニックになる。

物への固執だけでなく，いつも通る道順へのこだわりなどは強く，彼らの恒常性を好む特性として，頑固，融通のなさ，固執性として現れ，この傾向が年齢とともに強くなっていく。少し大きくなり，時間の概念が芽生えると予定変更を極端に嫌がり，周囲を困らせる。

親をはじめ周囲は子どもが拒否する理由が判らず，当初は困惑し，叱り・怒ることが多くなるだけでなく，無理に親の思いどおりにさせようと強制すると，子どもはさらに頑なになり，パニックになり，親子でストレスを強く感じていく。発達障碍は多くの場合，親子双方にストレスが生じ，この感情がさらに障碍の特性を悪化させて悪循環に陥る。早期の診断や指導が重要になる所以である。

幼児を公園に初めて連れていくと，最初は恥ずかしがったり，不安を持ったりするが，親に促されると，たいていはおずおずと集団に入って，すぐに仲間と遊べるようになる。しかし，ASDの子どもは他児と遊ぼうとしないばかりか，避ける行動をとりがちで，片隅で独り遊びに興じる。保育園・幼稚園に入園しても孤立を好み，お遊戯や行事に参加するのを嫌がり，その場から逃げる場合もあり，これはAD/HDの多動と似た行動にみえる。

少し年齢が上がっていくと，文字（漢字やアルファベット）や数字，マークなどに異常に関心を持ち，時に超人的な記憶力を発揮して賢い子どもと思われる。一般に覚えが悪い・ゆっくり（遅い）などは障碍に結びつけても，記憶力が優れている，一つのことに興味を持つのは障碍に結びつけないため，よけいに見過ごされていく。漢字やアルファベットなどの文字や，自動車の型，カレンダーの年月日を正確に憶え，数桁の暗算を行う。昆虫や多くの子どもが嫌がる爬虫類にも興味を持ち，図鑑を熱心に見てすぐに覚え，常に持ち歩くようになり，「昆虫博士」「恐竜博士」というあだ名をつけられていくことも多い。

言葉の遅れに関しては，以前のように言葉の出ない自閉症は極めて少なくなったが，あまりしゃべらないのは大きな特徴である。一方でよくしゃべる場合もあるが，多くは自分の思い・興味・知識を一方的にしゃべり，感情や相手の思いを感じる親しさが乏しいことが特徴になる。しばしば標準語を使い，時に敬語を上手に使うこともある。ASDの子どもは人間関係に重要な他人との会話から言葉を覚えるより，テレビやラジオから一方的に聞くことで知識として覚えたり，本を読んで覚えたりして，それをそのまま話すので標準語になる。方言はある特定の地域での，いわば仲間内の言葉で親しさの表現になり，他の地域の者と通じなくて当然だが，「親しさ」が重要でないから使えない・使わないともいえる。昨今は日本語が乱れ，大人でも敬語を使えない時代なので，敬語を使うのは「よく躾のされた子」と思われるが，実はASDであることもある。

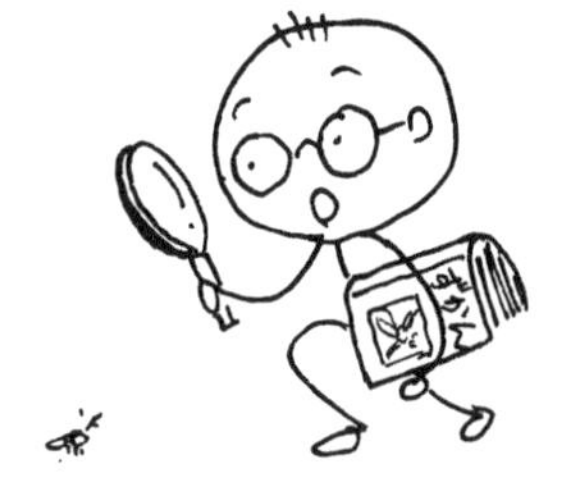

テレビでは画面の切り替わり，チカチカした光，派手な画面変化を好むので，漫画特有の画面は好みに合致し，本来の内容に興味の向かないまま見続けることも多い。多くの家庭ではひと昔前

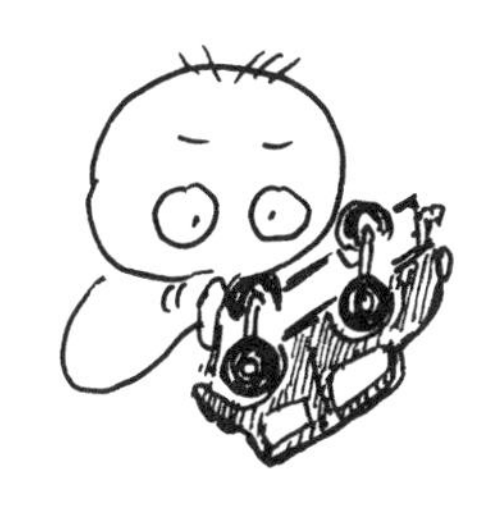

までにはテレビがつけっぱなしにされていたが，遊びに夢中になっていても，コマーシャルが流れるとテレビの前に走っていき熱心に見るのが特徴であった。コマーシャルは少しでも関心を引くために考えて制作されたもので，とくにそれに反応する。この特性からみても，幼少期からスマホなどを渡せば，目まぐるしく変わる光の輝きに魅せられていくだけでなく，困った特性を余計に刺激することになる。ドラマを熱心に見ているようでも，ストーリーよりも画面の変化に興味があり，人間関係に興味を示さないばかりか，登場人物の心情に共感せず，彼らが泣こうが，笑おうが気にしていない場合も多い。

全体的に名称や出来事など具体的なことはよく覚えても，抽象的なものの理解や思考が遅れる特徴もある。

その他に，手を目の前で揺らす，身体を前後に揺らす（ロッキング），つま先足で歩く，くるくると回るなど，無意味な常同運動もよくみられ，手でブラインドの感触を楽しむといった感覚的な動作を好む場合も多い。本物の電車や自動車も，おもちゃの電車や自動車もともに好むが，おもちゃの場合には普通に動かして遊ぶよりも，裏を向けて車輪を手で回す感覚刺激や，部屋の隅や机の端に一列に並べ，飽きずに見ているというような行動が特徴である。保育園・幼稚園ではおもちゃの取り合いも比較的多くみられ，欲しいという思いに支配されているので絶対に譲らない。

彼らは他の者（多くは親）に自分の欲しい物を取ってもらうとき，それを相手（対人関係）に望むというよりも，手の働きで自分の目的を遂げたいので，他者の手を取りにいく。これを「クレーン現象」と呼ぶ。人の手という認識でなく，道具（クレーン）として認識しているからである。

3）学童期

小学校に進級すると，保育園・幼稚園での適切な療育がなされていれば，対人関係の問題は軽くなり，勉強の優秀性から障碍に注意を払われなくなることもある。日本人はことのほか「勉強ができる」ことに価値を置くからである。この場合「勉強はできるけれど，ちょっと変わった子」と独特の性格と捉えられていることもある。

基本的には幼児期と同じような問題を出し，融通がきかない，頑固さが仲間外れやからかわれ対象になり孤立していくが，意外に気にしないのも特性で，黙々と自分の気に入ったことや得意なことに没頭する。時間割に沿った学校生活は，ある面で枠がつけられた決まった時間の流れになり好ましく，この面からも優等生的にみられる。一方で，行事（運動会の練習など）で通常の時間割が変わったときには混乱し，拒否する言動も多く出て「変な子」とみられる。対人関係に無関心な特徴から，孤立を寂しいとは思わず，気にもしない場合もある。この特性がからかわれたり，いじめられたりすることにつながり，ますます対人関係の拙さが増強されていく。また，授業でも自分の興味のない教科では別のことをするような場合もある。何よりも抽象的意味や関係性が理解できないため，年齢が上がるにつれ，知識の豊富さにもかかわらず物事の捉え方がうまくいかないので混乱していく。

4）小学校高学年から中学生

小学校の中学年から高学年はいわゆるギャングエイジ（gang age）と呼ばれ，仲間意識が強くなり，同年の交友関係が強くなる発達課題があるが，これから排除される傾向も強い。もっとも現代は社会変化により，普通の子どもでもこれが育っていない傾向があり，また ASD の子どもも生活体験の積み重ねで対人関係の改善が年齢とともにみられるので，以前ほど格差が目立たなくなっている。

中学生になると，仲間意識の乏しい特性と生活体験の積み重ねが加わることで，「自分は皆と違っているのかな」と悩み始めるようになる場合が多い。中学校生活では小学校との環境変化（教科ごとに教師が替わる，クラブ活動が盛んになるなど）を強く感じるとともに，自分自身の違和感も加わり，学校生活に不適応感を持ち不登校になることもある。同じ不登校でも，小学校と中学校での出現では，その原因がかなり異なっている場合がある。

一般に受験校として有名な私立・国立の中学校では ASD の子どもが多いといわれているのは，記憶力がよく，中学受験の勉強で能力が発揮できるからである。ただ入学後には地域の中学校に進級するより環境変化が多くなることで，不登校の出現率は高くなる。

級友との関係でも，生真面目過ぎて融通がきかない，冗談が判らない，皮肉を文字どおりに受け取って怒るなど，仲間内で敬遠される出来事が多くなり，中学校ではそれが顕著になっていく。友達のいい加減な態度に対して本気になって怒り，規則はきっちり守らなければならないと強迫的に思い込み臨機応変な対応ができず，しばしば正論を振り回すので，誰も反対できず結果的に級友が離れていく。基本的に対人関係を重視せず，情緒交流が乏しいので，あまり気にしないことも多い。一方で「友人は必要である」と知識として認識したことで，友人を求めることもあるが，あくまでも知識によるもので，親しさを基本にした自然発生的なものでない。「友人は必要である」という思いが実現できないことに拘りがあるものの，本当に友人を求めているのかどうか判らないときもある。

ある話題で盛り上がっている場で，突然無関係な話題を出す言動もよくみられ，周囲がそれにどのように反応するのかには無頓着である。これらの言動が仲間外れやいじめの対象になるが，自分の行動が原因とはあまり思っていない。

あらゆる年代を通じて，DSM-5の診断基準B-④(p73，表Ⅲ-1-1) に示された「音・光・匂い・味など感覚に独特の過敏性」がみられ，周囲の者に判りづらいことが多く，双方に苛立ちが出ていじめにつながり，彼らの障碍性を高めていくこともある。音への過敏性は，例えば「冷蔵庫やエアコンのモーターが駆動するときの音」など，普通は気にならない音が非常に不快な響きに聴こえるといった，一般には「なぜ？」というような音に反応を示すことが多い。教室に入ることを拒否する場合も，それほど大きくない教室内のざわめきが耐えがたいといった理由の場合もある。これに対して耳栓を使用するとある程度の対策が可能な例はあるが，耳栓をつけることによる耳への感覚刺激が新たな不快感になる場合もある。

音だけでなく，匂い・光・水がかかるなどの感覚刺激に独特の反応を示す。そのため，わけもなく不安を覚えているような場合，周囲の者には何が不快なのか判らなくても，「彼ら独特の感覚が刺激されているのではないか」という視点を持つことで，彼らの不快感に気づき，多少はよい対応ができる可能性がある。感覚の過敏性や捉え方の違いから，例えば，普通は親しみの表現である肩を軽く叩く行為でも，叩かれたとか脅かされたと感じるなど，日常の何気ない行動の多くが脅威になっていることもある。

以前の嫌な出来事を詳細に記憶しているのも特性の一つで，類似の出来事が起こったときはもちろん，他者には類似性がほとんど判らない場合でも，独自の感性で嫌なことを思い起こしパニックになる。いわゆるトラウマ

(trauma；心的外傷）によるものである。これは感覚過敏と同じく，周囲には理解できないことが多く，何が起こって不安・不機嫌，時にパニックになっているか理解できない。筆者が診ている子どもでも，明らかに何らかの嫌な記憶がよみがえっていると推測できても，それが何かが判らないので，適切な解決策がみつからず，親も周囲の者も困惑している例がある。ここで大切なことは，もっとも困惑しているのが本人である，という認識である。

私たちはこの世界の種々の現象や出来事を，そのものの実態だけでなく，あまり意識しないまま自分との関係性で捉えている面がある。この関係性が判りにくいと，この世界が混沌としてきたり，脅威に感じたりしていると理解すれば，ASD の独自の世界を多少は理解できるかもしれない。

以上のような発達段階による特徴は，DSM-5 の診断基準に記されていないものが多いように，診断基準だけで診断すべきでないだけでなく，できない。とくに「症状の数で診断する」DSM 的診断は臨床的でないときもある。診断基準に示された簡潔な事項は基本的な特徴で重要ながら，子どもの微妙なニュアンスを感じ総合的に判断してほしい。ここまで述べてきた ASD の特徴を要約すれば以下の 4 項目になる。

- 固執性，拘り，頑固，融通のなさ（硬さ）
- 記憶のよさ，興味の極端な偏り，過去の記憶に起因する感情の大きな揺れ
- 感覚の鋭さと鈍感さ
- 対人関係の偏り（他人への親しみが乏しく，孤独を好み，皮肉・冗談が判らず，額面どおりに受け取る）

この 4 つの特徴に加えて，思春期になる頃から「自分は他者と異なっているのか」という悩みが出現することである。これは個人差が大きく小学校高学年から青年期まで幅広い年齢にまたがり，うつ的になりやすい。ASD の併存疾患として多いとされるうつ病はこれによると筆者は考えるが，このようなものまでを精神疾患とは診断したくない。

5）青年期から成人

ここまでみられる症状に加え，ASD の子どもがそれまでの社会経験とそ

れをどのように取り入れる特性を持ったか，いかなる環境（周囲のかかわりや指導・治療）が与えられたかによって，成人での状況はかなり異なってくる。本人の所属集団（高校・大学などから職場）での困り感を中心に，ここまで取り上げた症状の確認と，子ども時代の言動を詳細に尋ねていくことで診断する。職場での対人関係においては，多くが「自分は常に正しいのに，同僚や上司が自分を認めない」と訴え，転々と職場を替わった場合でも，自分の優秀さを周囲が認めないという訴えが多い。しかし，彼らはすでに社会でそれなりに適応してきているので，個々に問題を出し周囲に困り感を持たせても，診察室の短時間のやり取りでは障碍はみえず，ASD 的特徴はあまりみられないために，積極的に成育歴を尋ねるようにする。

2．注意欠陥/多動性障碍（AD/HD）

DSM-5 における AD/HD の診断基準（表Ⅲ-1-2）は ASD より判りやすい。症状自体が明快で具体的に示され，何よりも目に見える障碍が多いためである。ただし，ASD と同じ理由で，この診断基準だけで診断することは適切ではない。

乳児期には ASD と正反対で手のかかる子どもの印象があり，1 歳前後で歩くようになると多動や不注意が目立つようになり，極端な場合には歩けるようになるとすぐに走って転倒して怪我をする。スーパーマーケットなどに連れていけば走り回り迷子になることも多い。ジャングルジムのような高い所に登りたがったり，転んで怪我をするなど周囲の状況に無頓着な場合が多く，あらゆる場で多動と不注意が目立つ。興味のある所に状況を無視して一目散に駆け，他人がいてもいなくても自分の興味で割って入る傍若無人な振る舞いが目立つ。気が散り，かんしゃく持ちで，些細なことや理由もなく怒り出し暴れるのは，自分の思い（衝動）が止められたときにみられる。保育園・幼稚園に入ると順番が待てない，保育士らの話をじっと聞けない，部屋の中を走り回る，身体を常にもぞもぞしている。皆で同じ遊戯をしたり課題をこなしたりすることが難しくなり，親や保育士ら周囲の者は多くの場合に叱り・怒ることが多くなるが，これがさらに困った言動を増やしてパニックを起こす場合がある。多くは躾がほとんどできないので，厳格な親や教師や保育士らの行動が虐待に行き着く場合まである。最近は適切な躾をされてい

表Ⅲ-1-2　DSM-5 における注意欠陥/多動性障碍（AD/HD）の診断基準

A1：以下の不注意症状が6つ（17歳以上では5つ）以上あり，6カ月以上にわたって持続している
　ⓐ細やかな注意ができず，ケアレスミスをしやすい
　ⓑ注意を持続することが困難
　ⓒ上の空や注意散漫で，話をきちんと聞けないようにみえる
　ⓓ指示に従えず，宿題などの課題が果たせない
　ⓔ課題や活動を整理することができない
　ⓕ精神的努力の持続が必要な課題を嫌う
　ⓖ課題や活動に必要なものを忘れがちである
　ⓗ外部からの刺激で注意散漫となりやすい
　ⓘ日々の活動を忘れがちである
A2：以下の多動性/衝動性の症状が6つ（17歳以上では5つ）以上あり，6カ月以上にわたって持続している
　ⓐ着席中に，手足をもじもじしたり，そわそわした動きをする
　ⓑ着席が期待されている場面で離席する
　ⓒ不適切な状況で走り回ったりよじ登ったりする
　ⓓ静かに遊んだり余暇を過ごすことができない
　ⓔ衝動に駆られて突き動かされるような感じがして，じっとしていることができない
　ⓕしゃべり過ぎる
　ⓖ質問が終わる前にうっかり答え始める
　ⓗ順番待ちが苦手である
　ⓘ他の人の邪魔をしたり，割り込んだりする
B：不注意，多動性/衝動性の症状のいくつかは12歳までに存在していた
C：不注意，多動性/衝動性の症状のいくつかは2つ以上の環境（家庭・学校・職場・社交場面など）で存在している
D：症状が社会・学業・職業機能を損ねている明らかな証拠がある
E：統合失調症や他の精神障害の経過で生じたのではなく，それらで説明することもできない
＊上記の症状から重症度を3段階に分けて診断する（詳細は省略）

〔日本精神神経学会（日本語版用語監修），髙橋三郎，大野裕・監訳：DSM-5 精神疾患の診断・統計マニュアル．医学書院，東京，2014，pp58-59．より作成〕

ない子どもが多くなり，そこにAD/HDの子どもが加わり，学級運営に未熟な教師の能力不足などがあれば，いわゆる学級崩壊を出現させる場合もある。

小学校に通い始めると，激しい多動により教室では歩き回り，すぐに教室の外へ飛び出すこともある。学校で貰うプリントは鞄の中に雑然と詰め込み，家ではそのまま出さないか，出しても置いた場所を忘れる。宿題をして学校に持っていっても出すのを忘れる。部屋の中は乱雑で汚く，次々と物を雑然と重ねて置くので常に物を探さなくてはならず，それに癇癪を起こし家の中でもめるようになる。教室でも本人の周囲には持ち物が散乱しているな

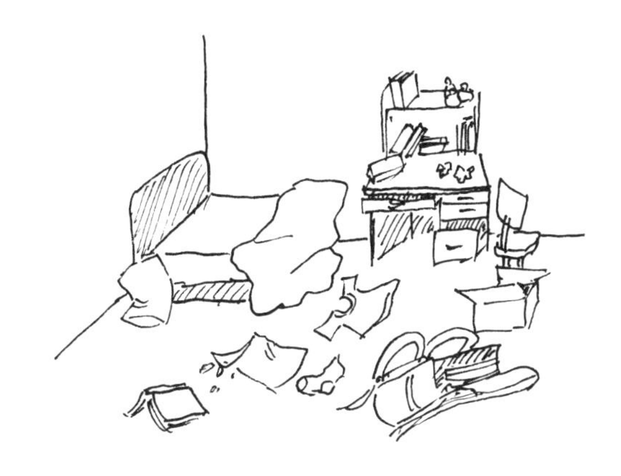

どもよくみられる特徴である。

相手の話を最後まで聞かない，思いつきですぐに声に出す，注意して聞くことが苦手で，話の内容も覚えていないことが多い。陽気であるが，些細なことに腹を立てて怒り暴れて，時に手がつけられない場合もある。

多くの親，とくに父親や父方の祖父母は，AD/HDの男子の場合「元気な男の子」と肯定的にみることが多いが，実際には周囲から「困った子」とみられている。困った子どもとみられ続けて常に叱られ，ますます困った子どもになっていく。時に父親や祖父母が母親の叱り過ぎと非難するが，子どもに接する時間の多い母親は，子どもの障碍が判らないうちは，叱らざるを得ないのも現実である。叱り過ぎは問題であるが，他の子どもの親や近所から苦情を常に受けて謝罪ばかりしている母親にとって，必要以上に注意し叱り・怒るのも仕方がない面がある。叱り過ぎは子どもの自尊心を損ね，保育

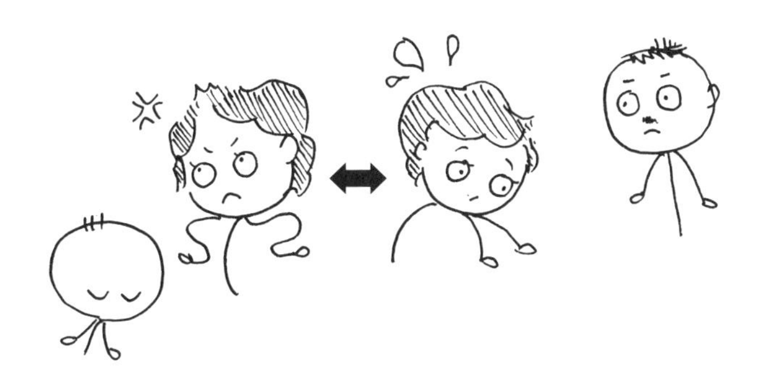

園・幼稚園から始まる集団教育の場では，自尊心を失わせていく。近所でも嫌われるようになり，小学校に上がる頃は「問題児」になっている例が多い。この状態は年齢を重ねると反抗挑戦性障害（ODD；oppositional defiant disorder）を合併する可能性が高くなり，そのうちの３割程度が行為障害（CD；conduct disorder）に移行し反社会的行動をとる。幼児期のAD/HDの１割程度がCDに進んでいく可能性があると考えられているので，そのようにならないためにも保育園・幼稚園から適切な指導・療育を受けさせ，自尊心を損なわない療育や教育を心がけるようにする。小児科医は具体的な対応ができないにしても，子どもの特性を親や教師に教え，適切な指示をしていくべきである。

年齢が上がると多動や衝動性が弱まっていくが，椅子に座ると手足をバタバタする，もぞもぞ落ち着きなく身体を動かす過動になり，不注意は長く続く傾向にある。自分が他人と同じようにできない違和感や，常に注意・叱られることで自尊心が低下する悩みも加わり，思春期頃からうつ的になったりインターネット依存になったりする傾向もある。筆者の診る成人のAD/HDでは，以前にうつ病の診断を受けていた例が多い（p188，症例６）。

3. 学習障碍（LD）

LDは，幼児教育を必死にさせていると小学校に行く前の段階でも診断できるが，多くは小学校に入るまで判らない障碍である。勉学に熱心な親や，勉強させることを特徴にしている幼稚園，英才教育の幼児塾では，できないところを必死に教えこもうとするので，不適切な刺激で子どもの障碍をさらに強調していく。日常生活でとくに問題がみられないにもかかわらず，勉強，それも多くの場合，一部の教科が極端にできない（理解できない，真似ができない）障碍である。これまで発達に問題ないと思われてきた子どもでは，できないことを怠け・反抗ととられて叱責され続け，自尊心が低下していく。LDは医療がかかわることのできるASDやAD/HDと異なり，教育分野での対応が重要な病態である。LDにおけるDSM-5の診断基準を表Ⅲ-①-3に示す。

多くの例では総合的知能は正常域にあり，知的に問題があると思われてこなかったのが，勉強を始めることで障碍が判ってくる。字を書く・読む，文

表Ⅲ-1-3　DSM-5における学習障害（LD）の診断基準

A：学習や学業的技能の使用に困難があり，その困難を対象とした介入が提供されているにもかかわらず，以下の症状の少なくとも1つが存在し，少なくとも6カ月間持続していること
①不的確または速度が遅く，努力を要する読字
②読んでいるものの意味を理解することの困難さ
③綴字の困難さ
④書字表出の困難さ
⑤数学の概念，数値，または計算することの困難さ
⑥数学的推論の困難さ
B：欠陥のある学業的技能は，その人の暦年齢に期待されるよりも，著明に定量的に低く，学業または職業遂行能力，または日常生活活動に意味のある障害を引き起こしており，個別施行された到達尺度および総合的な臨床評価で確認される
C：学習困難は学齢期に始まるが，欠陥のある学業的技能に対する要求が，その人の限られた能力を超えるまでは完全には明らかにならないかもしれない
D：学習困難は知的能力障害群，非矯正視力または聴力，他の精神疾患または神経疾患，心理社会的逆境，学業的指導に用いる言語の習熟不足，または不適切な教育的指導によってうまく説明されない
＊上記の症状から重症度を3段階に分けて診断する（詳細は省略）

〔日本精神神経学会（日本語版用語監修），髙橋三郎，大野裕・監訳：DSM-5精神疾患の診断・統計マニュアル．医学書院，東京，2014，pp65-66．より作成〕

章を書く，算数ができないといった特定の能力の極端な落ち込みによって気づかれる。単なる勉強のできなさや学習の遅れではなく，その背景に認知発達の部分的な遅れや偏りがあって学習の困難が生じている。

文章を読むのが遅くたどたどしく，読み間違いや勝手読みが多い。鏡文字（左右反対の文字）を書く，似たような字（「な」と「た」など）が巧く書けない，（「っ」「ょ」「ゅ」など）の読み分けや書き分けができない，漢字が極端に覚えられないといった，その年齢では普通に可能な国語の能力が欠けている場合が多い。算数など他の教科でもある部分だけ異常に能力が劣る場合もあり，普通に数字が判り計算もできるのに，時間にかかわることだけはまったく判らないといった問題を持つ場合などがある。

4．精神遅滞（MR）

知能検査には何種類かあるが，知能（IQ）の正常範囲は80～120である（平均は100）。人口の約8割の人々がこの範囲に入り，社会はこれを基準に動いていると考えてよい。そのため，80以下の場合を精神遅滞と診断する。

これは昔から気づかれていた障碍で，判断基準も変わっていない。知能検査で全般的な知能の遅れがみられ，下位項目で凹凸がないと確定診断する。全体的な知能の遅れで，実年齢と知能検査の結果による差を考えて療育していく。ASD や AD/HD，LD に比べると対応は難しくないが，知能の遅れによって ASD や AD/HD 的特徴がみられる場合もある。

日常生活での年齢に比した遅れで，多くの場合親が気づくが，親の否定したい願望が強いと，学校で教師が気づいて指摘しても親は認めず，子どもが結果的に困る場合も多い。あるいはそのような親に育てられると，子どもも支援学級に通うことを拒み，普通学級で毎日理解できないことばかりを強制的にさせられて，不適応になり劣等感を持つようになる。一方で，自分は現実にできないのにできると思い込むようになる場合もあり，現実の能力と自分の期待する・される能力との乖離に苦しみ神経症状態になることもある。このような例では，小学校では担任の配慮で何とか過ごせても，中学での教科ごとに教師が替わるといった環境変化や，知能の遅れが勉強だけでなく友人関係にも多く支障を来たすようになり，本人の苦しみが増していく。これに加えて，小学校の 6 年間に獲得すべき知識や経験の蓄積が乏しい結果，子どもをさらに混乱させていく。

親には現実を厳しく認識させ，これからの子育てや勉強を子どもの能力に合わせてしっかりさせる指導をしていく。親は一時的に落胆するが，それを支え，そこから立ち直り，子どもの将来にもっとも好ましい対応をしていくように指導し支えるのは，難しいことだが小児科医の役割である。他でも指摘しているが，表面的優しさや一見善意にみえる説明が，実はもっとも残酷な結果をもたらす。現実や基本を厳しくしっかりみる目が小児科医に求められる。

小児科医は一般的な感冒などの診療のときに，子どもの理解が悪い，極端にゆっくりしている，異常に恐怖を示し診療を極端に嫌がるなど「精神遅滞があるのではないのか」と疑った時点で知能検査を勧める。

最近は発達障碍が話題になっていることもあり，比較的障碍を指摘することに抵抗がなくなっているが，以前は「差別をしない」ことがとくに学校教育の場でいわれ，統合教育が進められていたので，指摘されないことも多かった。極端な例では，親が我が子の知的な遅れが気になり担任に尋ねても，「差別反対」を叫ぶ教師が，差別と区別の違いを混同し「親がそのような考えを持つから，子どもがダメになる」と叱られた例もあった（現在も時にある）。結果的に子どもへの適切な対応が遅れる。

中等度～重度の障碍は指摘されても，境界線上から軽度な場合は小学校では指摘されないことが多く，結果的に勉強の困難さや遅れで子どもが苦しむことになる。中学校に入った頃からこの遅れが顕著になり，専門機関を訪れ現実を突きつけられたり，そこでも時にあいまいな対応をされたりして，子どもの苦しみが続くこともある。

鑑別診断

あらゆる身体疾患では鑑別診断が重視されているが，発達障碍では身体原因の部位が明確でない点もあり，いわゆる通常の鑑別診断という概念に合わない部分がある。臨床上では，まず出現している困った症状を減らし，好ましい言動を増やすようにすることが求められるので，原因から鑑別診断をするよりも，困っている症状への指導・治療が先決である。

似た症状を現す疾患の鑑別は必要であるが，発達障碍の子どもから出される雰囲気は独特なので，注意深い問診と診察でその雰囲気さえ感じられれば，鑑別すべき疾患はないとさえいえる。その雰囲気を感じられない場合には，以下の鑑別診断をもとに診ていく。発達障碍的症状が前面に出る身体疾患は絶対に鑑別する必要があり，現病歴と成育歴に加え日常生活を詳しく尋ねていけば，それほど難しくはない。

1．ASD の鑑別診断

鑑別しなければならない主な疾患を表Ⅲ-1-4 に示す。

最初に自閉症を報告したカナー（Kanner L）は，心因性（親の養育状況など）の部分をかなり強調し，当初は子どもの統合失調症（当時は分裂病）と考えられたくらいなので，症状的にも似通っているが，現在では ASD と統合失調症は別のものとされている。これは発症年齢が異なるので鑑別はそれほど難しくなく，少し経過を診ることで可能になる。むしろ，虐待によって ASD と同様の症状を現すことがある（p162）ので，注意を要する。これは親子の雰囲気から掴むことが大切であるが，かなり難しい。診察室での様子を

表Ⅲ-1-4　ASDと鑑別すべき主な疾患

1. 統合失調症
2. 人格障害
3. 被虐待児（愛着障害）
4. 選択的緘(かん)黙
5. 神経疾患（副腎白質ジストロフィーなど）

表Ⅲ-1-5　AD/HDと鑑別すべき主な疾患

1. 甲状腺機能亢進症
2. 代謝疾患
3. 被虐待児（愛着障害）
4. 脳腫瘍・脳奇形
5. 結節性硬化症
6. アレルギー疾患
7. 睡眠障害（閉塞性睡眠時無呼吸症候群，むずむず脚症候群，ナルコレプシーなど）

よく観察し，学校や自宅などの様子を丁寧に尋ねれば鑑別できる。まれな神経疾患を念頭に，気になれば鑑別をする。

2. AD/HDの鑑別診断

多動やエネルギーに溢れている状態を来たす疾患は，一応鑑別しなければならない。表Ⅲ-1-5にあげた疾患が一般的に鑑別診断の対象としてされているが，詳細な問診と検査を行えば，それほど難しくない。

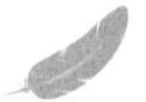

併存症

発達障碍は単独よりも併存している場合が多い病態で，もっとも多いのは図Ⅰ-2-2（p17）で示したようにASDとAD/HDの併存であり，むしろ両者は常に併存しているという発想が必要かもしれない。他の障碍についても併存があり，同時に精神疾患や心身症，神経症も比較的多い併存症と考える。表Ⅲ-1-6・7に示した併存症があるので，経過のなかで注意して診ていくようにする。注意深く診ていけば，発達障碍的なものは軽快していくとともに，それぞれの疾患の特徴がみられるようになる場合もあれば，逆に併存症が軽

表Ⅲ-1-6　ASDの併存症

1．AD/HD，LD，境界領域の精神遅滞（MR）
2．不登校
3．チック症，トゥレット症候群
4．睡眠障害
5．精神疾患：統合失調症，うつ病，強迫神経症など
6．依存症：ゲーム，インターネットなど。成人では飲酒
7．PTSD
8．身体疾患：肥満，アレルギー疾患
9．心身症（摂食障害が多い）
10．虐待
11．抑うつ神経症
12．遺伝子疾患：脆弱X症候群，結節性硬化症など

表Ⅲ-1-7　AD/HDの併存症

1．ASD，LD，境界領域の精神遅滞（MR）
2．睡眠障害：閉塞性睡眠時無呼吸症候群，むずむず脚症候群，ナルコレプシー
3．不安障害・うつ病
4．虐待
5．依存症：ゲーム，インターネットなど。成人では飲酒

快するので，発達障碍が前面に出ることもある。小児科医の役割は，発達障碍を丁寧に診るなかで違和感があれば精神科医に紹介するとともに，併存症という視点よりも，本来の発達障碍の症状に適格に対応することであると考える。

発達障碍は単独で出現しているよりも，複数の病態を持つことが多いだけでなく，むしろ，多くの精神的問題の基本に発達障碍的なものが関与しているのではないかと考える。筆者が指導を受けた精神科医が10数年前に，以前にはよく判らなかった精神疾患に関して「統合失調症で難治性の例ではASDと考えればよかったのではないか」あるいは「当時，人格障害と診断したものはASDだった可能性がある」と振り返っていたことが印象に残っている。

人はそれぞれ多かれ少なかれ発達障碍的要素を持って生まれ，それが育つ環境で種々の好ましい・好ましくない刺激を大きく・小さく受けることで，類まれな才能を発揮したり，犯罪者になったり，あるいは平々凡々たる人生を送るようになると考える。これは歴史上の偉人・天才が発達障碍であった

といわれていることにも通じる。多くの凡人はそれほど極端な能力を持たず，多少の凹凸の能力で，環境もそれほど変化に富まないために，普通の人生を送れるのではなかろうか。併存症という視点よりも，それぞれが発達障碍の異なった表現型を単純に，あるいは複雑にとると考えればよいのではないかというのが，最近の筆者の感想である。

文　献

1）アレン・フランセス・著，大野裕・監，青木創・訳：〈正常〉を救え；精神医学を混乱させるDSM-5への警告．講談社，東京，2013.

2 発達障碍の治療

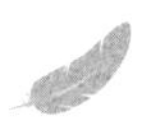

心理・社会的治療に際しての小児科医の心構え

発達障碍において，薬物治療以外に小児科医が最低限心得ておくべき治療法をまず述べる。治療というよりむしろ，説明や指導法が重要だからである。

ASDでは対人関係を築きにくく，AD/HDではじっくりと落ち着いて話を聞くことが難しい特性を持つので，いずれも親への指導が主になる。実際に問題なのは子どもなのだが，神経症などと同じ姿勢での心理・社会的治療（p141）は難しく，児童精神の専門家でも難渋し効果が出ない場合も多い。このことを認識したうえで，小児科医にできる範囲の心理・社会的対応を考え，根気よく持続的に行うことで少しずつ改善はみられる。この根気よく続く心理・社会的対応は，子どもの特性と小児科医の実力・経験度により異なるが，以下に述べる内容をできる範囲で実践する。

1．基本中の基本！　健全な人格形成を目指し，自尊心を傷つけない

①障碍があるからといって，子どもを変えようと必死になるのでなく，環境調整や対人関係の工夫など，可能な範囲で周囲が変わるように努力し，その結果として子どもの障碍的言動の変化を期待する。

②子どもができないことを否定的に指摘せず，できたことを褒めるようにする。「できないことはしなくてよい」のではない。

③問題行動や，能力の低下・歪みについては否定せず，「そのままよりも，皆と同じようにできれば，さらによくなる」のだから，「その手伝い・協力をしていきたいと思う」という肯定的姿勢で指導する。

④上記①～③を重視すると，保育園・幼稚園や学校では全体の運営に支障を来たすことがあるので，個別対応を常識的な範囲で行うように保育士や教師に指導する。家庭では，他の兄弟姉妹の立場を考えながら実践するように指導する（これがしばしば忘れられる）。障碍のある子どもにのみ親が熱

心になると，他の兄弟姉妹が放っておかれ，新たな問題が出現することが多い。

2. 子どもへの具体的対応

ほとんどの場合，親や周囲の者は，発達障碍の子どもの言動について「言いつけを守らない・聞かない」「同じ誤りを繰り返す」「横着，反抗，頑固，すねる」「親をバカにしている」といった捉え方をしがちである。しかし，自分の意識とは別に，社会的には困ったとされる言動が泉のように自然に子どもの頭に湧き出る結果，その場に不適切な言葉や行動が出てきてしまうので，本人に悪気はなく，親や周囲が困っているのと同じか，それ以上に本人も困っていると説明する。日常生活の場で，目の前の子どもが困った言動をすると，周囲からすぐに叱責や怒りが出るのは当然のことで，とくに親の場合は自然の感情である。それを認めたうえで，「発達障碍の子どものもっとも重要な治療者は親（教師）である」と伝え，彼らの適切な対応を育て応援していく。これがなされると，子どもの問題は徐々に改善していく。

1）社会性を育てる

● 行動制御（コントロール）

困った行動に対しては注意をするが，叱らないで，適切な行動をとれるように何度も指導する。

子ども本人は適切な行動をとることができず，どうしてよいのか判らないため困った行動を出しているのだから，適切な代替行動を具体的に何度も教示して，できたときには褒めるようにして対応する。代替行動を選択することは難しいが，できる限り容易なものを個々の子どもに合わせて考える。

行動を修正するときも，行動だけに焦点を当てるのではなく，精神面を併せて考える。

● 精神面・行動面への対応

まずは自尊心の回復・維持を大切にする。子どもの多くは，障碍を診断されるまでに自分の言動を否定され，叱られ続けてきたので自尊心を失くしている場合が多い。

とくに AD/HD の子どもは治療以前に叱責され続け，否定的言葉を浴びて自尊心を失くしているので，これを回復させるための努力をする。ASDでも，仲間外れにされることによって自尊心を失くしている場合があるが，その特性から比較的気にしていないこともある。

子どもの精神の問題を指摘する場合，しばしば抽象的・否定的な言葉が出やすいので，親はできるだけそれを抑えて具体的な言葉で説明し，肯定的な言葉を使うようにする。例えば「何回言ったら判るの！」と怒り声で言うのでなく「何回も言ってきたね。次は言われないように努力しよう，できるよね」と穏やかに言い続けるようにする。親にはなかなかできない対応であるが，極力努力してもらえるように治療者が支え・応援すると同時に，教師にも可能な限り，このような言葉の使い方を守るように助言する。もっともこのような特別扱いが，他の級友から「ひいき」していると不満が出る場合もある。学級運営をいかに行うのか，教師側の能力にもかかっている。最近は教師が加配されていることもあるので，状況は改善されてきていると思われる。

2）悩みを持ち始めたとき（主に思春期）の対応

「自分が他の者と異なる」ことに本人が気づき始めるのは，個人差があるものの主に思春期になるが，そのときの対応はかなり難しいので，専門家（主に心理士）に委ねる。ただ，彼らの対人関係の難しさが心理・社会的治療を難しくさせているので，心理士がいかに適切にかかわりの糸口をみつけていくかによっているが，それまでに良好な関係があれば小児科医でも可能ではあるものの，時間が必要になる。

上記の治療や指導は，一般の小児科医には診療時間の問題もあり，基本的には難しいと思われる。ただし，子どものパニックや暴力など，症状が激しい場合には薬物治療（p102）が求められ，その際には小児科医の役割として，対応できる知識を携えておくようにする。

3．親への対応

1）親の心情への寄り添い

ほとんどの親は疑いを持ちながらも，障碍を否定したい気持ちで受診している心情を理解する。また，これまでの子育てで苦労をしてきている事実を認め，苦労をねぎらう。

2）親の心の安定を図る

親の心の安定を図り，対応能力を強化させる。そのために，両親が同じレベルで理解し協力するように指導する。

3）親が子どもの障碍を否定している場合

片方の親（とくに父親）が障碍を否定している場合も多いので，その際には特別な対応が必要になる。父親のなかには「俺も子ども時代はこのような特性があった」「でも，社会で立派に仕事をしている」と自信たっぷりに言い，時に父方の祖母がそれを強調し，あたかも母親の子育てに問題があると責めたてる例もある。発達障碍的特性を持った父親(時に母親)であっても，生活経験からその特性が修正され，現在の生活には支障のない者もいる一方で，職場でも家庭でも問題が今もあり，周囲が諦めているか，困っているのに本人が気づかない（まさに発達障碍の一面)・認めたくない場合も多い。とくにASDの親は，自らの頑固さ・拘りといった特性から子どもの言動に理解を示さない（p186，症例５）。時には自分も薄々気づいている欠点を，我が子が眼前で繰り広げることに嫌悪感を覚え，よけいに叱る場合もある。このような親に子どもの障碍を認めさせようと必死になると，多くの場合はさらに頑なになる（これも発達障碍の特徴の一つ）。むきにならずに「北風と太陽」の寓話を思い出し，根気よく指導する。

4）家族歴との関係

発達障碍に限らず，家族歴に「障碍・心身症・精神疾患の者」がいる場合，子どもの障碍を理解しやすいときと頑なに否定するときの両方があり，ここでも柔軟な姿勢が必要である。発達障碍の治療には早期の対応が重要なので，小児科医としては何とか知らせて気づかせたいと考えるが，必死になるとかえって反発を誘うこともある。そのため親が指摘に応じなくても，指摘した事実をカルテに記録しておく。最近はモンスターペアレントの存在もあり，自分の失敗を他に転嫁する傾向が強くなっている。後年「指摘してくれなかった」と不満を持ち込まれることも考えられるため，備えておく必要がある。結果的に，このような社会状況が「善意が重要な役割を果たす医療や教育の場」での不適切な対応を出現させる大きな要因となっている。

5）親の障碍特性も考慮する

子どもを連れて通所してくる親の年齢は30〜50歳であり，それなりに社会適応をしてきており，一見して発達障碍にみえない場合が多い。しかし，子どもが発達障碍の特性を持っていれば，親に同じ特性のある可能性は十分にあるという視点は必要である。親への説明や指導，あるいは日常で子どもにどのようにかかわるかの説明は，この点を考慮して行う。筆者自身，20 年前まではそのような考えを持たなかったので，30 年以上診ている例（p181，症例３）では，その意識を持って初期から親への指導を試みるべきであったと後悔している。

6）親が非協力的な場合

時に親ではなく，周囲の者（保育士，担任，祖父母，叔父や叔母）が子どもが発達障碍ではないかと疑いを持ち，受診・相談してくる場合がある。しかし，両親にその気がなければ，その子どものそれまでの育ち方や発達が詳細に判らないため，適切な判断もできなければ，持続した治療や指導も無理である。できるだけ両親に受診してもらい，詳しい成育歴を聴き，これからどのように対応していくのかを理解を得る必要がある。筆者の経験では，親の来所を促し実現した場合には指導や治療が続き，改善が可能であるが，親が種々の理由をつけて来所しない場合には，子どもを連れてきた者に「親が来所を望むまで待つしかない」と告げている。

4．周囲（保育・教育，地域など）への対応

子どもが家庭の次に時間を多く過ごし，社会性を身につける場である保育園・幼稚園と学校は極めて重要な場なので，対人関係の困難さや反社会的行動に対して，丁寧で具体的な対応を教える必要がある。

1）学校の支援能力の強化

学校の支援は重要であり，その能力強化のために担任や支援学級だけでな

く，全教員間で共有し，認識を統一できるとよいが，難しい面がある。

2）地域の支援と機能

地域での理解や支援機能の強化を図るには難しい問題が多いが，社会資源を活用して協力を求める。

社会資源としては，保健所，児童相談所（子ども家庭支援センター）に加え，最近では発達障害支援センターなど公立の施設も作られている。また，NPO 法人や社会福祉法人でも各種の支援を行っているので，地域で情報を得て紹介する。ただ，その活動内容は公立，私立（NPO 法人など）を問わずばらつきがあり，実際の活動状況を見極めておく必要がある。また，同じ機関内であっても職員間の情報量にばらつきがあり，案内パンフレットだけでは判断できないが，少なくとも美辞麗句が並んでいる場合には注意を要する。

3）保育・教育の場

発達障碍が注目されている割には，いまだに保育園・幼稚園・学校でも認識の格差が大きく，適切な療育が期待できない場合もある。しかし，医師が直接，教育の場に是正を促すようなことを言うと，さらに状況を悪化させることが多い。前述した「親が子どもの障碍を否定している場合」への対応と同じ注意が必要で，学校へ直接意見を言うのではなく，親を通じてアプローチする。「集団での扱いの難しさを十分に理解しているが，可能であれば，少し配慮してほしい」というような態度で，個々の子どもの特殊性を理解してもらう。

4）他領域との連携

他領域との連携は，発達障碍の子どもを治療していくうえでは必須であるが，医療・教育・心理分野の専門家には，しばしば他の専門性を認めず・認識せず，独善的な者がおり，難しい面がある。この現実をふまえて，少なくとも小児科医として自分のできること・できないことを認識し，「できることに限界があるので，相手の職種に期待している」ことを謙虚に依頼するようにする。

時に各専門領域の担当者の言動に小児科医として疑問を持つ場合がある。このときに多く考えられるのは，親が担当者の言っている内容を理解してい

異見：民間の相談所の問題

需要が急増しているために，少しずつながらこの分野の相談や対応をする機関が政府や地方自治体で作られているが，その多くがどこも手いっぱいで，適切な相談が受け入れられていないのが現実である。その不足を補うために民間の施設も大都市近辺には次々とできつつあるが，これがまた玉石混交というのが偽らざる事実である。誠実に行えば赤字になる分野だからこそ，基本的には公的機関が行う性質のものを民間で行えば無理が生じる。

最近になり公的援助が一部になされるようになると，各種の補助金を目当てにこの種の事業に参入している現実があるので注意が必要である。

学識があり経験を重ねた専門家は，発達障碍の治療が難しいことをよく認識しているので，時間が必要と考えるとともに，絶対に「治す」という言葉を出すことはない。また，重い責任を求められる初回の相談が無料という発想は持たない。つまり，「相談は無料」とか「当所に来れば治す」とうたうような施設は商業目的の可能性が高いと考えてよい。

これが典型的に表れたのが，一部の「放課後等デイサービス」である。数年前に補助金(子ども 1 名に 1 日 8,000 円)が出るとなるとすぐに乱立し始めた。もっとも困ったのは，ASD や AD/HD のことを何も知らない，しかも未経験者を即席で指導員にして開設した施設が少なからずあったことである。「儲かる」と企業が判断するとすぐに参入するのが，資本主義社会だから仕方がないが，それを許す姿勢が国にあるのも事実である。すべてが公的に行われる必要はなく，適切な民間機関がかかわるのは好ましいのだが，この分野は混沌としており，あらゆる公的な場や有識者が現場の実態を知らず，本当のところを理解していないからである。

現場で悪戦苦闘している者の声より，いわゆる有識者と呼ばれる学者や大学教授の声，また彼らを集めた会合の発言で事を決める制度にも問題がある。さらに医療・心理・教育といくつかの分野がかかわると，よくいわれる「省益あって国益（国民の利益）なし」がさらに顕著になり，互いの縄張り争い的な面も出てくる。結果的に本質的なところがゆがめられていくのが，我が国特有の現象である。

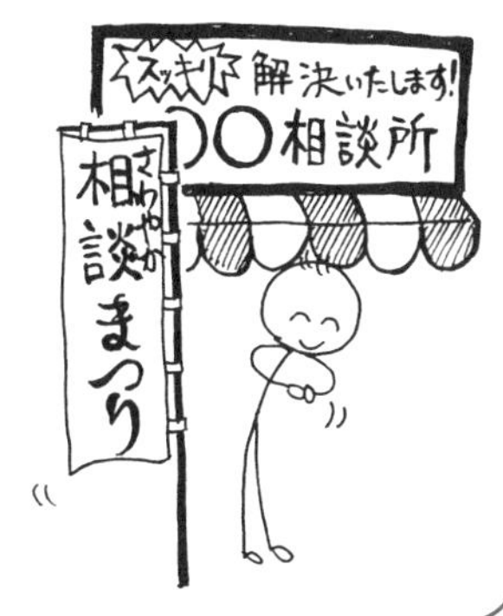

ない・誤解している場合，または担当者の伝え方が拙い場合である。直接連絡を取り合うことでどこに要因があるかが判るのだが，時に担当者と小児科医の考えの方向性が，医療と心理・教育といった立場の違いにより生じている場合がある。その結果，目指すところは同じでも，その工程の差に問題がある。混乱して困るのは親子であると考えて，この場合はどちらか一方の方針を選択して行うようにする。そのため，あまりに方向性に疑問がある場合は，自分（小児科医）の方針に従い治療を勧めればよいが，それほど違いがなければ，親の意向に沿って，好ましい指導を受けてもらうようにする。

5）親・教師への説明

あらゆる疾患では親をはじめ，教師など子どもに関係する周囲の者に小児科医は医療の視点から説明をする必要がある。この場合，教師や相談員の持つ実践から得た知識や知恵のなかに，小児科医が学ぶべきものが多いと認識しておかなければならない。医療者側の意見を述べるにしても，子ども全体のことは謙虚に聞く耳を持つ姿勢は大切である。

ただし，彼らの知識が偏っていたり，不十分な場合もあり，時に有害と思われるような考えに支配されていることもある。これは，過去にかかわった発達障碍の子どもにうまく対応でき，親からも感謝された経験があると，その一例の成功をすべてに当てはめるためである。このような教師は，話が通じないうえ，以前に経験した障碍と現在の障碍を同一視して子どもをみる。しかし医療者側から口出しをして教師の機嫌を損ねると，子どもと長い時間を接する担任の場合，むしろ子どもが迷惑を被る。あるいは，常識的な考えや対応がとれない場合もある。そのため，否定せず，認めながら，障碍の特徴は個々に異なることなどを丁寧に説明していく。

また，薬物治療に関しては，教師が時に誤った知識を持っている場合がある。教え子がかつて向精神薬で大変な目に遭ったなど種々の原因があるが，偏った知識の要因を考慮しつつ，焦らず・むきにならず，できるだけ理解してもらうように修正していく。

処方の際，感染症など身体疾患の場合は飲み方（8時間ごと，毎食後など）を説明すればよいが，発達障碍では障碍受容をはじめ心理的要因が加わるので，親子に丁寧な説明が必要となる。また，親だけでなく，かかわりのある人たちにも説明し，適切な療育を受けられる方向に導くことが求められる。

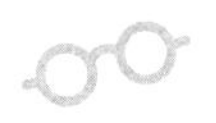

国語の重要性

社会生活でもっとも大切で重要な役割を果たすのは国語である。診察にあたっても医師の国語力が求められる。藤原正彦[1)]は小学校で大切なのは「一に国語，二に国語，三・四がなくて五に算数，あとは十以下」と述べており，筆者は名言と考える。私立医学部の入試科目に国語がない大学があるように，医学教育で国語は軽視されている。難しい親に対しての説明に始まり，他職種との連携など，医師に国語力は常に必要だと強調しておく。

5. 小児科医の対応

日本人は「医師の発言」を重視する傾向にある。そのため，医師自身が専門としていないことを話しても親は信頼して聞くことを自覚し，いい加減なことや思いつき・感想を言わず，丁寧で誠実な対応をとる。一方で医療への不信を持つ者も増加している。多くは過去に，とくに精神科を受診した際，納得できる説明がないまま薬物治療を受けたり，その副作用に悩まされたりした経験による。この相反する見解が世の中にはあることを念頭に対応する必要がある。

小児科医は謙虚に心理・精神科の研鑽を積まなければならないが，一般小児科医として臨床から得られた知識や，教科書的でない日常経験からの知恵も大切にする。

発達障碍などの治療では身体医学と異なった発想が必要である一方で，身体医学の臨床から得た知識・知恵にも，それなりの価値があると認識する。重要なのは，日常の一般小児科での体験（乳児健診，予防接種，学校健診など）から得た，教科書的ではない「何となく持つ子どもの年齢に応じた発達への知識・知恵」であり，これらが心理の専門的知識よりも，時に「的を射ている」ことがある。生半可な専門知識を振り回すより，本来の職業から得た知識・知恵が役立つのは，医師に限らず，教師などにもいえると筆者は考えている。

さらに，小児科医の診察は長くても 1 時間，通常は数分から 30 分ぐらいであり子どもを「点」で診ている。親・保育士・看護師・教師は彼らを長い時間，すなわち「線」でみている。どちらも重要であり，それぞれに異なった「見方」になる場合があると考えるようにする。

6．薬物治療

ここまで述べたように，発達障碍に対して小児科医ができることはあまり多くなく，時間的にもできないものが多いが，薬物治療ができるのは医師のみのため，第一選択ではないとガイドライン（指針）[2)]でも指摘されてはいるものの，適切な使用を心がけるようにしておく。

筆者は臨床経験から，AD/HD では薬物治療が第一選択になる，と考えている。AD/HD に限らず，あらゆる発達障碍の子どもの困った行動（強い拘り，不安・恐怖，暴力など）をとりあえず制御できるのも薬物治療である。薬物の種類・使用量・投与期間を十分に考慮して，機械的に処方するのでなく，状況に応じて考え，慎重に，しかしいたずらに恐れることはなく使用すべきである。薬物治療では，目的とする症状によってほとんどの向精神薬が対象になるので，最初に一覧表（表Ⅲ-2-1）を示し，のちに具体的使用法を述べる。なお，すべての神経系に作用する薬物を「向精神薬」と呼び，精神疾患に対して使用する薬物を「抗精神病薬」と呼ぶ。

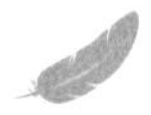

小児科医にできる各発達障碍への治療

1．ASD の治療と指導

効果的な薬物のない ASD では心理・社会的治療が主になるが，彼らの「生きにくさ」を理解し援助する姿勢を持ち，「生きにくさ」そのものに対し親や周囲が理解を示すように促す。医師が特別にできることは少ないが，発達障碍の特性を親や教師に判りやすく説明し，日常生活での理解を深めてもらうように促す役割は大切である。また，忙しい診療の場でも子どもの日常生活や興味を持っていることを尋ねるようにする。多くの場合，あまり答えないか，逆にしゃべり続けるので，その点については前もって注意しておく。親

表Ⅲ-2-1　発達障碍児の症状への薬物使用の目安

1. 薬物の対象になる症状
　①多動・過動，不注意，衝動性（AD/HD の中核症状）
　②混乱（怒り，自傷，焦燥感）
　③こだわり（強迫症状），繰り返し
　④不安・恐怖・抑うつなど神経症様症状
　（②〜④：薬物選択が難しい）
2. 適応の薬物
　＊症状①はコンサータ®，ストラテラ®，インチュニブ®，ビバンセ®
　＊症状②〜④には下記の薬物を適時使用するが，すべて適応外使用である
　❶抗不安薬：セディール®，メイラックス®，リーゼ®，デパス®，レキソタン®，ソラナックス®
　❷非定型抗精神病薬：これらは杉山[3]の「極少量」（通常の 1/10〜1/100）が効果的
　❸抗うつ薬（SSRI など）：レクサプロ®，デプロメール® など
　❹感情安定薬：リチウム，グラマリール®
　❺睡眠導入薬：ロゼレム®，マイスリー®，ベルソムラ®，デエビゴ®。メラトベル® のみ適応
　❻抗てんかん薬：テグレトール®，デパケン®，バレリン®，ラミクタール®
　❼漢方薬：甘麦大爽湯，抑肝散・半夏厚朴湯

が訴える子どもの困った言動のもとにある彼らの障碍を理解するように努め，周囲に説明していく。

1）基本的な心理・社会的対応

ASD の子どもの言動（p74〜81）を親や教師に判ってもらうようにするのが第一歩である。簡単ではないが，それぞれの症状による本人や周囲が持つ困り感をいかに捉えるのか，どのように変えていくのかが基本になる。

元来，対人関係の拙さが問題なのだが，関係性を結ぶのが難しい者への個々の指導や治療は専門家（心理士など）でも難しい。このあたりは心理士がいかに適切にかかわりの糸口をみつけていくか，能力と熟練度にかかっている。小児科医が行う場合は，短い時間（カウンセリングというより通常の診療）で頻回に彼らの日常，とくに親が訴える困っている言動について尋ねて，適切な短い言葉による注意を子どもに対し行う。短時間でも繰り返し伝え続けることが大切である。

また，ASD の子どもの父親（時に母親）は ASD である場合が多く，親は自分の障碍を認めず（p186，症例５），何よりも受診しない。しかし，例えば母親が自分の夫は ASD だと理解すれば，夫の困った言動に寛容になり，母親の思考変化が家庭状況を改善し雰囲気がよくなり，それが子どもによい

影響を与えていく場合もある。母親に父親の言動の特徴などを尋ねて対応を考えていくことも大切な治療になる。父子間のASD同士の衝突が少しでも減ると改善につながる。子どもへの直接的治療でなく，親への間接的な治療への取り組みなど，種々の方法を考慮して治療に当たることも大切である。

2）薬物治療

現在，ASDの治療に対しては適切な薬物はなく，保険診療では自閉症に対してオーラップ®が認められていただけであった。最近はエビリファイ®も認められているが，いずれも抗AD/HD薬のような特異的効果があるのではなく，症状を少し弱らげる程度である。現在，抗ASD薬としてオキシトシンなど候補にあがっている薬物もあるが，実用段階には至っていない。したがって，いわゆる困った言動に対して対症療法的に向精神薬を使っているが(p116)，ほとんどは適応外処方になる。

3）抗精神病薬の杉山の少量処方[3)]

発達障碍治療の第一人者である杉山は，ASDに抗精神病薬を通常量使用するのは，その期待する内容から考えても好ましくないとし，従来から子どもには少量の抗精神病薬を使っていたが，常識的には考えられない量に下げていくほうがむしろ効果が出ることに気づき，少量処方を勧めている[3)]。この処方を知った筆者は当初，半信半疑であったが，平成26（2014）年から使い始め，現在，当所では全小児科医がこの処方を中心に確かな効果を得ている。なお，杉山[3)]は「少量」と記述しているが，筆者は常識的な少量の域を超えているのを強調して，あえて「極少量」と呼んで本書でもこの言葉を使っている。内容は杉山の提示したものと同じで，変わっているわけではない。杉山[3)]はいくつかの処方を示しているが，基本にあるのはエビリファイ® 0.2～0.5 mgとオーラップ® 0.1～0.5 mg，リーマス® 1～5 mgの3薬の組み合わせである。焦燥感が減少する，穏やかになる，拘りも減少するなどの効果が期待され，これまで同じことを何回言っても聞くことができなかった子どもが，数回の注意で言うことを聞くようになるといった具体的で判りやすい効果がみられている。拘りがあっても，少し穏やかな態度をとれる，すぐに怒らなくなるなど，効果は1週間以内にみられるため，筆者はASDが疑われる例にはこの処方をできるだけ試みるようにしている（p179，症例2／

p183，症例４／p189，症例７）。もちろん根治療法ではないが，彼らが穏やかになることで，何よりも親子の気が楽になるので級友関係でも改善がみられ，彼らの生活の質が改善していく。何しろ「極少量」のため親子に勧めやすい。「極少量」ゆえに副作用はほとんどみられないが，極めてまれにこの量でも眠気やアカシジアが出現するのはこの種の薬物の不思議であり，いかなる場合も向精神薬の使用には慎重さが求められる。

改善が認められた場合には，ある程度の期間は続けた後に中止する。現時点で筆者は，どの程度の期間使うのがよいかの明確な指標は持たないが，子どもの服薬する意欲と全体的状況などから判断し，6 カ月～1 年間の状況を診て中止している。時に中止後に服薬を再開する例もある。

なお，このような特殊な量の処方は，一般の薬局では戸惑われたり拒否される場合があるので，筆者は近隣の薬局に約束処方として依頼しており，これまでの使用経験と薬局での処方簡略化も図るために，最近は薬物の量を基本的に 1 種類にして，オーラップ® 0.25 mg，エビリファイ® 0.25 mg，リーマス® 5 mg を基本に，その 2 倍量の処方としてオーラップ® 0.5 mg，エビリファイ® 0.5 mg，リーマス® 10 mg の 2 種を主に使用している。時に 6 歳以下の場合にはさらに減量して使用するが，基本的には 6 歳以上に使用して，中学生以上には 2 倍量のものを使用している。使用経験から，この「極少量」では効果がないからと量を増やしても意味がないように感じている。オーラップ® は令和 2（2020）年内に販売中止になるので，リスパダール® に替えなければならないが，筆者の経験ではオーラップ® のほうが効果があると感じている。オーラップ® は自閉症の処方に保険適用され，肝機能の障害も少なく，薬価も低くて好ましい薬物と考えていた。

「極少量」の提唱は臨床経験によるものであると杉山[3)]は述べており，また「基本的には発達障碍は精神病ではない点から，抗精神病薬の使用には工夫が必要であり，子どもが主な対象である以上，少量処方に向かうのは必然である」との考えに賛成である。

筆者の経験では，発達障碍以外の神経症・心身症にも「極少量」を処方することがあり，成人でも好結果を得ている。発達障碍や神経症・心身症などは精神疾患とは異なる病態である以上，むしろ精神疾患の治療薬である抗精神病薬をそのままの量で使うことにこそ筆者は疑問を持っている。また，従来は一般的に薬物の効果がみられない場合には増量が当然のように考えられてきたが，その方法が正しいのか疑問を持つようにもなっている。

2. AD/HDの治療と指導

AD/HDの診断・治療ガイドライン[2)]では，適応薬物があるにもかかわらず，薬物よりもまず心理・社会的治療を行うべきとされている。専門医でない一般医にも，発達障碍に対して適切な診断を行うことは求められるが，心理・社会的治療は難しいうえに，忙しい外来での一般診療のなかで自ら行えるものでない。そのため，以下に述べる日常での簡単な対応を親に示す必要はあるが，診断がほぼ適切でさえあれば，治療的診断のもと薬物の処方は行ってよいと筆者は考え実行している。AD/HDの診断・治療ガイドライン[2)]においても薬物治療を最初に勧めてはいないので，治療的診断には否定的意見もあるようだが，子どもの困った（周囲も困っている）言動を少しでも早く軽減させることは好ましい対応と考える。実際に薬物による治療は有効な場合が多く，子どもの自尊感情低下を改善し，親の否定的言葉を減らすだけでなく，子どもが自信を持てるようになっていくことが多い。大切なのは処方後の経過を丁寧に診ていき，適切な判断をして彼らの日常・学校生活の質を高め，可能な限り薬物の中止につなげることである。まして，効果もないのに漫然と処方しない。これは小児科医が少し注意すればできることであり，効果がないからと処方量を機械的に増やすような薬物治療こそ排除されなければならない。筆者は，体重換算による処方量より少なくても効果のある例を多く経験してきているので，可能な限り少量を心がけている。

精神科領域の薬物は，子どもに処方する場合，多くが適応外使用で進歩してきた事実があるので，原則的には6歳以下では使えないが，症状の強い例では専門医は5歳前後から使用している。

1）基本的な心理・社会的対応（家庭・学校への指導）

● 余計な刺激を減らす

多動を抑えるために，注意を向けさせたい対象以外の余計な刺激を減らす。

①不要な物を整理する：部屋や机などを片づける（必要な物のみを机の上に置く。とくにAD/HDの子どもには苦手な作業なので，最初は親が手伝って行う）。

②環境の単純化：目移りさせるような物（ポスターや飾り物など）のない部屋で，予定表や最低限すべきことを箇条書き（色や字体の工夫）にした紙を壁に貼る（家庭・学校には積極的にさせる）。

③必要な刺激の強度を上げる：指示・説明の単純・明確化により視覚的強調（板書の色分け・目印，教科書の色分けなど）を図る。

● 集中できる工夫

集中できる時間が短いので，子どもの集中可能な時間内で行える課題の量や内容を検討し，休憩・気分転換を頻回に行い，脳の疲労回復を促す。課題の量や内容を限定するとともに，集中可能な時間に合わせて変更する（短い時間で別の課題をさせるなど）。

● 多動のもとになるエネルギーの発散

エネルギーの発散が重要である。一定の時間帯に運動を親や教師が一緒に行い頭をリフレッシュさせる。最近はゲームをさせる例も多いが，筆者は好ましくないと考え，可能な限り屋外で身体を動かさせる。

● その行動の動機は何か

衝動的行動には本人の動機がある(自分は正しいと信じている)。その動機は，行動の結果生じた現象をみて親や教師あるいは友人が推測する理由とは異なっている。子どもに理由を尋ねる姿勢ではなく，本人の行動を起こさせた動機を尋ね，適切な行動を教えるとよい。そうなった理由（こちら側の思考）ではなく，子どもが何をしたかったのかを尋ねて，改めていくような指導を根気よく行う。

● 適切な行動を教える

子どもの行動を叱責するのではなく，適切な行動を教え練習させる姿勢を持つ。

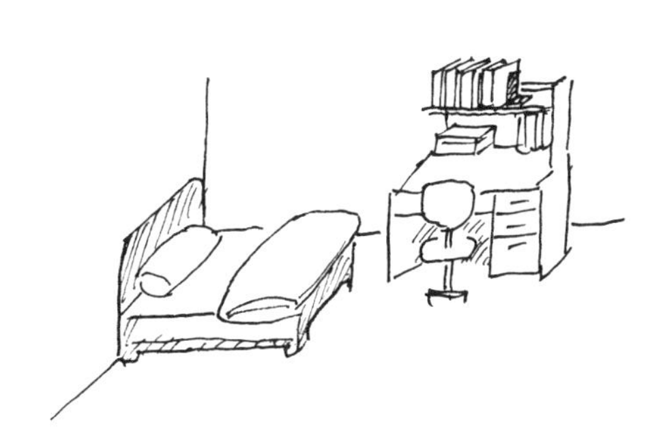

● 否定しない

すべての問題行動や能力の低下・歪みを否定せず，そのままでもよいが，「皆と同じようにできればもっと集団生活が楽しくなるのではないか」と伝え，医療職はその手伝い・協力をしてあげたいという姿勢を持つ。

● 教室での対応

教室では最前列に座ってもらう。ただし懲罰的な意図ではなく，余計な刺激を減らすためであると本人と級友に判ってもらうことが必要である。

学級内で衝突してしまう相手に対しては，物理的距離を置き，離れた席に座ってもらうといった工夫をする。このようなときは相手も同じ発達障碍的問題を持つ場合が多いので，学校にその旨を伝える。学校が適切な判断をしても，相手の子どもの親が理解しない限りさらに問題がこじれていき，相手の親と教師の対立など状況が悪化することもある。学校でこのような事象が増加しているのは，AD/HD や躾のされてこなかった子どもの増加と，我が子の状態を適切にみない親，教師の声に耳を傾けない親，己の権利は主張しても批判を謙虚に受け入れられない ASD 的親の増加によるものと考える。また，親からの理不尽な欲求に毅然と対応できない教師の増加も一因と思われる。

2）心理・社会的視点からの薬物治療

AD/HD の薬物治療は慎重に行わなければならないが，治療的診断も含めて薬物の使用を第一選択にしてもよいと筆者は考えている。その際，以下の注意点を守る必要がある。

①服薬する本人と両親の同意がなければ使わない。もちろん，医師が適応と考えれば，必要な理由をできるだけ丁寧に説明する。外来でつき添ってきた母親が承諾しても，父親や祖父母が反対して処方薬が使われない場合があり，高価な薬が無駄になっていることは意外に多い。

②薬物の効果を見極める（コンサータ® やビバンセ® は 2 ～ 3 日，インチュニブ® は 1 週間，ストラテラ® は 2 ～ 3 週間で改善がみられる）。効果がみられない場合には，増量するか，中止し他の薬剤に変更するか，いったん休薬するかを検討する。

③薬物の効果は家庭，学校，部活動や塾など複数の環境での変化を総合して判断するのが原則である。一方で，ある環境での変化が顕著であれば，

他の目立った変化がみられず，明らかに処方後に特定の場のみで改善がみられる場合でもしばらく続けてみる。とくにコンサータ®では，学校で改善がみられても，夕方以降の家庭では薬の効果が消失する時間帯になるので，変化がみられないことが多い。

④効果が出現しても漫然と使い続けず，常に状況や改善度を尋ねて，減薬や中止を考える。時に増量する場合もある。

⑤各薬物で一般的に現れやすい副作用防止の薬物（コンサータ®やストラテラ®と併せて服用する胃薬など）を初期には併用する。この副作用防止の薬物も漫然と併用するのでなく，慣れてくると必要がなくなる場合が多いので減薬か中止する。薬物は少しでも減らすのが原則。

⑥薬物の効果や副作用には個人差があるので，服薬直後に出現したあらゆる困った症状に対しては適切に対応する。(中止も含め)副作用が出現した場合には連絡をするように指示しておく。このため服薬の開始は週末の金曜日や休日の前日を避け，週明けから行うようにする。細菌感染症に抗菌薬を処方するのとは根本的に異なる姿勢が必要であり，細かな配慮が求められる。薬物治療といえども，あくまでも心理・社会的視点から行う。

⑦薬物の効果が最初はみられなくても，数カ月後(場合によっては数年後)の再投与で効果がみられることがあるとともに，初期に効果がみられた例でも減薬や中止をしても改善が継続していく場合もある。常に薬物の効果を本人や親に尋ねて，きめ細かい処方を行う。

⑧子どもなりに薬物の効果を感じている場合が多いので，具体的に目にみえて効果が現れていないようでも，本人が積極的に飲んでいれば少し継続してみる。逆に，効果がみられているように周囲からはみえても，本人が飲むのを極端に嫌う場合には中止する。この場合は，後日に再度飲ませることや，薬物の変更を考える。

● 薬物治療に拒否的な場合への対応

明らかに薬物の効果が予測できても，親子のどちらかが薬物治療を拒否する場合は，数日の使用では決定的な不利は被らないこと，何か副作用があってもすぐに中止すれば消失することを説明して服薬を勧める。強い拒否例では，親自身や親類が以前に向精神薬を服用し副作用の経験を持つ場合や，親がASDで薬物は怖いと決めつけている例が多い。多くは，これまで診療にあたった精神科医があまり説明をせずに大量の薬物を処方していたことによるので，あらためて処方について丁寧に説明して服薬を促す。ただし，ある程度まで勧める努力をするが，頑な拒否があればそれ以上に勧める必要はない。今後の生活でいよいよ困った状況になったときに再度勧めればよいので，後日再診しやすいように診察を終える。

薬物の副作用の説明は一般的に親にのみ行う。その際，あまり不安にさせないような説明が必要になる。また，副作用が出たときの子どもへの説明は「この薬は少し副作用が出る場合もあるが，1 週間くらいで消えていくから，飲めそうなら頑張ろう」と伝える。副作用が強くて飲めないと訴える場合にはすぐに中止し，6 カ月・1 年後に再処方してみる。この場合でも，最初の服薬の経験から子どもの拒否が強い場合には行わない。コンサータ® やストラテラ® の副作用に多い胃腸症状にはガスモチン®，五苓散，プリンペラン® などが有用で，1 種類で効果がない場合は複数の薬物を使うこともある。

3）薬物の種類と特徴

現時点で AD/HD の治療薬は日本では 4 種類発売されており，各薬物の特徴を捉えて，適切に使用するのは小児科医としての努めである。厳しく処方に制限がある薬物が 2 種と，医師であれば処方できる薬物が 2 種出ているので，概略と使用法を示す。

- 厳しく処方に制限のある薬物：コンサータ®，ビバンセ®
- 処方に制限のつかない薬物：ストラテラ®，インチュニブ®

コンサータ®（メチルフェニデート塩酸塩）

①すぐに効果が現れるので，診察後初期に 3 ～ 5 日（月～金曜日）試用するのが望ましい。処方にあたっては現在，厳しい制約がある（p112）

②治療的診断にも使えるが，現在は制限があるため処方は難しくなっている（できないわけではない）

③覚醒剤であるため，親は否定的に捉える

④比較的頻度の高い副作用に留意する

- 腹痛・悪心・食欲低下によって給食（昼食）が食べられなくなることが多いので，教師への説明が必要（多くの場合，夕食は食べられる）
- 夕方に薬物の血中濃度が低下し，個人差があるものの不快感・種々の

愁訴が出ることがある
- 長期の服用で成長抑制など多くの副作用がいわれてきたが，実際にはそれほど顕著に現れないが，問題がないわけではない

⑤使用指針
- カプセル（独自の製法で必ずカプセルのまま使用）
  18 mg，27 mg，36 mg の 3 種のカプセルを組み合わせて量を調整する
- 6 歳以上が適応であり，6 歳が 18 mg になる。最大量は 10 mg/kg 程度であるが，成人でも 18 mg で効果があるので，できるだけ少量を心がける
- 必ず朝食後に，初期には胃腸薬と併用して服薬する。個人差があるものの，まれに朝食後と昼食後の 2 回に分けて飲ませるほうが家庭や塾での効果も得られる例がある（原則は朝食後のみ）。併用する胃腸薬は，ガスモチン®，五苓散，プリンペラン®など。もちろん不要な例もあれば，3 つを同時に飲ませて副作用を抑える例もある

⑥原則的に土・日曜日など学校が休みの間は飲ませない。長期休暇中も服薬させないが，受験勉強や塾などで，学校と同程度の勉強をする場合は適時飲ませる。部活など勉強以外の場でも，本人が集中度などを維持するために飲みたいと希望するのであれば適切に判断して使用する。あらゆる場合に，子どもの活動や生活に合わせた丁寧できめ細かな配慮が大切である

ビバンセ®（リスデキサンフェタミンメシル酸塩）

①日本では令和元（2019）年に発売された新しい薬物であるが，海外では以前から使われていた

②第一選択薬にはならず，他の 3 種の薬物で効果がみられないときに使用すると定められている。これは，3 つの薬物のすべてに効果が認められない場合に使用するのでなく，1 種類でも効果のない場合に第二選択薬として使用できる

③18 歳未満にのみ使用が認められているが，青年期から成人では乱用の危険性が高いため，現時点（2020 年 8 月）ではしばらく 18 歳以上には処方できないようである（他の 3 種の薬物は，発売後数年で 18 歳以上にも使用できるようになっている）。18 歳未満で使い始めた例では継続して使用で

きる
④筆者の使用経験は乏しいが，コンサータ®と同じ程度の効果と副作用（食欲不振，腹痛など）がある。他の3種の薬物で効果がみられないときに使って非常によく効いた例もある

ストラテラ®（アトモキセチン塩酸塩）

現在はジェネリック医薬品が多く出て，剤形や大きさがそれぞれ異なり，水薬もある。

①効果発現に時間がかかる
著効する場合は2週目で何らかの変化がみられるが，一般的には4週間といわれている
②副作用が少ない一方で高価である（ジェネリック医薬品は半額）
③穏やかな作用，一日中効果が持続，不注意よりも衝動性の高い例やASDと混在した例に効果がある印象である
④使用指針
- 水薬もあるが，基本はカプセル（コンサータ®より少し大きい。ジェネリック医薬品には小さいものもあり，錠剤もある）
- 5 mg，10 mg，25 mg，40 mgを組み合わせて使用する（最大量は成人で120 mg）
- 初期量は体重（kg）の数値の半分のmgから朝夕2回で始め，1～2週間ごとに増量していく
- コンサータ®ほどでないが，消化器系の副作用が比較的多くみられるので，胃腸薬を初期には併用する。用量を増やしていくと副作用が出現することがあるので，一定量になるまでは併用が好ましい
- 原則は朝夕の2回服用させるが，朝は飲み忘れる例が多いので（登校準備などのため），1日1回の夕食後という処方も可能である。血中濃度と作用から考えると1日2回が望ましい

インチュニブ®（グアンファシン塩酸塩）

①効果はコンサータ®より遅く，ストラテラ®より早く現れる（3～5日）
②大きな副作用として眠気の強さがあげられる。ついで低血圧（起立性調節障害）が現れやすい

③衝動性の高い例に効果がある印象である
④使用指針
- 錠剤で1 mgと3 mgの2種類
- 初期量は1 mgで開始して，1週間で増量していく。維持量と最高量が体重で決められているが，目安であり，改善度などで決める
- 1日1回の服用で，副作用の眠気のために夕食後がよいが，個人差があり，朝食後のほうが好ましい例もある

4）筆者の処方例

AD/HDにおいての第一選択薬はコンサータ®で，治療的診断のために週の初めに3日間試用し，効果をみて服薬の継続を決める方法である。薬物治療に否定的な親でも，3日間程度の服薬であれば納得する場合が多く，効果がみられると薬物治療に踏み切る例が多かったため，多くの例でこの方法を採用してきた。原則的に週の初めの月・火・水曜日の3日間処方して，4日目の木曜日に来所をしてもらい効果を尋ね，効果が認められ副作用も強くなければ継続し，難しい場合は中止としていた。週の初めに服薬を始めるのは副作用が出現した場合に，親が電話で尋ねやすいためである。現在は処方にあたって厳格な届け出をまず行う必要があり，従来は行いやすかった3日間程度の試用を難しくしているが，不可能というわけではない。ただし，効果がみられても数日は再投薬が難しく，一時的に処方ができなくなるため，休薬した後に再開する。再開後は継続して処方することは可能である。

副作用の消化器症状（主に心窩部痛，悪心，食欲低下など）がコンサータ®やビバンセ®で強く現れる例では，他の薬物に替えるが，ストラテラ®も比較的消化器症状の副作用が出やすい。インチュニブ®はその副作用は少ないが，眠気の副作用があるため使えない場合も多い。低血圧も比較的多い副作用だが，これは起立性調節障害に使用するメトリジン®，リズミック®などを併用して対応する。また，眠気はコンサータ®と併用すると防止でき，効果も相乗的に増強することもある。この場合も単剤で効果のある例には無理に2種類は使わず，使う場合は双方の量を減らすようにする。

ビバンセ®は第二選択薬で最初には使わないが，コンサータ®と同じく，処方にあたって厳しい制限があるが，効果はすぐにみられる。

対症療法である薬物の使用によって，多動や不注意，衝動性が軽減すると，

叱られる機会が減少することで，多くの子どもの自尊感情の欠如や劣等感などが少しずつ取り除かれていく。このときに絶対にしなければならない対応が，子どもができたことや改善したことを親や教師が褒めることである。そのため教師には前もって褒めることを頼んでおく必要がある。親は我が子のことなので褒めやすいが，なかには「今までできなかっただけで，できるのが当たり前」と思う親もいるので，前もって褒めるように指示しておく。このような対応を加えることが普通の薬物治療と異なり，発達障碍への心理・社会的治療の面である。

抗 AD/HD 薬を使用して症状がある程度改善しても，衝動性や焦燥感などの症状が強い場合は，向精神薬を併用することがある。

5）薬物治療の現実と課題

● コンサータ® とビバンセ® の処方手続きの煩雑さ

現在，コンサータ® とビバンセ® を処方するためには，「AD/HD 適正流通管理システム」の講義を e ラーニングで受け，AD/HD や薬物についての基礎知識を学習した後，確認検査を受け，合格しなければならない。その後，医師免許番号や所属学会（日本小児科学会または日本精神神経学会）の専門医資格の提出が必要になる。資格のない場合は，専門医資格を持つ医師 2 名の推薦状をつけて申請し，発達障碍の 2 症例の報告を行い，受けつけが完了後，審査を経てようやく処方の資格が得られる。薬局も同じような手続きを経て，合格後処方できる。診療所で処方する場合には，別に手続きが必要である。

なお，処方される患者側にも厳しい制約が課せられ，本人確認が義務づけられており，患者カードを作成して毎回提示する必要がある。このカード発行の手続きには時間がかかるため，例えば前述の 3 日間の試用で効果があっても継続投与ができず，再開は 1 ～ 2 週間程度後になる（令和 2 年現在)。対応策として最初から数週間の処方も可能であるが，効果も不確実で乱用や転用を防止すべき薬物を，不要になるかもしれない量を処方することが適切なのか，筆者は疑問を持つ。

● 薬事行政は真に臨床のことを考えていない

AD/HD の薬物治療は，50 年も前に抗うつ薬であるリタリン® が使用され始めたことに起源がある。当時は AD/HD の概念がない頃で，微細脳症候群や一部の自閉症で多動傾向が強い子どもに，リタリン® が著効する例があると専門家の間で情報交換されていた時代であった。この薬物のことを先輩医師（児童精神科）から教えられていたが，当時この分野で駆け出しであった筆者は，覚醒剤であるので使う自信はなかったことを覚えている。

やがて AD/HD の概念が広まるにつれ，リタリン® は効果的である薬物として認知され始めたが，適応外使用であった。児童精神科医や小児科医が厚生労働省に，リタリン® を AD/HD の治療薬として認めるように学会を通して働きかけたが，日本の薬事行政は「覚醒剤としての乱用」を恐れ，製薬会社も危険性のある薬価の低い薬物に熱意はなく，長く適応外使用のまま放置された。結果的に法律違反を「心ある医師」が行い，これを行政が黙認し，患者が救われていた事実を知っておく必要がある。

3．学習障碍（LD）の治療（指導）

学習障碍（learning disorder；LD）に対しては医学では何らの治療もできないため，教育に依頼するほかない。教育界では種々の試みがなされているが，系統だった方法がどこでも受けられるものではないので，個々に応じて「できないこと」に対する教え方を工夫するのみである。熱心な教師がいる学校では特別な学習法を実践しているが，一般には極めて少なく，個々の子どもに合わせて，適切な教え方を親や個別指導（塾など）で根気よく行っていくように勧める。子どもの理解や記憶が極端に難しいところを，LD の専門家でなくても，いかに興味を持たせ指導していくかの創意工夫が最大の治療になるので，そのような熱意のある教師を親に探してもらう。塾などでみつかることもあれば，熱意のある教育学部の学生や大学院生に巡り合えるなど可能性はある。

4．精神遅滞（MR）の治療（指導）

WISC-Ⅳなどの知能検査（正常を 100 としている）により，知能指数が 70～80 以下であった場合にこの障碍と診断する。境界領域の場合は微妙な問題があるので，実際の勉学の遅れや友人関係などから，それぞれに合った指導をしていくが，その指導の多くは日常（家庭）と学校生活での過ごし方で

異見：向精神薬に関する問題

●製薬会社の喧伝と医師のモラル

The New England Journal of Medicineの前編集長マーシャ・エンジェルは「昔々，製薬会社は病気を治療する薬を売り込んでいました。今日では，しばしば正反対です。彼らは薬に合わせた病気を売り込みます」と述べている[4)]。確かに精神科の分野では，これが顕著で，「うつ病は心の風邪」というキャッチコピーがそれを端的に表している。この言葉は平成12（2000）年頃から抗うつ薬（SSRI）を販売する製薬会社主導による強力な市場開拓で使用された。日本ではこのキャンペーンにより，平成12年からの8年で薬の売り上げが10倍となっている[5)]。これはうつ病診断が10倍になったということである。これに加担したのが日米ともに有力な医師群である事実は知っておかなければならない。

米国の小児精神科医は子どもに精神病の診断を乱発する方法を常に発明しているとまでいわれ，ある研究によると21歳までに83%が精神疾患の診断条件を満たす[5)]という恐ろしさである。DSM-Ⅳの発表の3年後から製薬会社の宣伝が激増し，AD/HD，自閉症，双極性障害が大流行するようになったが，これは予想できなかったことであるといわれている[5)]。

精神科領域の薬物は提供する製薬会社と処方する医師に，とくに厳しい倫理や制限が求められるが，十分に認識されていない面がある。現在，リタリン®やその徐放薬であるコンサータ®，あるいはビバンセ®に処方制限があるのは，その一つの解決法であり当然な処置であるが，制度を作って制限しなければ危険があるという点では，医師の質やモラルが大きく問われているともいえよう。

製薬会社による一般小児科医へのこの種の薬物の宣伝（例：AD/HDの適応薬は○○）によって，刷り込まれたような処方に時々お目にかかることがある。効果もない薬物が長年処方されている例を目にすると，発達障碍が医原性に作られている面もあると思えてくる。

これをもっとも端的に示した出来事は，次に紹介するコンサータ®騒動である。

あり，医療以外の問題になる。

小児科医の役割は親に子どもの知的問題を理解してもらい，本人に合わせた勉強方法を工夫するように促していく。小児科医の指導を聞く親は意外といるので，説明や説得は小児科医の役割と考える。支援学級，個別塾などは，

●コンサータ®騒動

リタリン®は世界でAD/HDの治療薬として広く使われていたにもかかわらず，我が国では前述（p112）したように，児童精神科医や小児科医の切実な要望にまったく応えず，適応外使用をさせていた。ところが，平成19年（2007）9月，厚生労働省はこれまで要望し続けていた小児科医や児童精神科医に何らの予告も正式通達もせず，突然リタリン®をAD/HDの治療薬と認めた。ところがその3カ月後，コンサータ®の発売に合わせて再びリタリン®の使用を認めない決定を下した。まさに「朝令暮改」の典型例で，これこそ患者や医師の治療上の要望よりも，政府と製薬会社の思惑が最優先された見本である。徐放薬であるコンサータ®は乱用防止に効果があり，治療上もリタリン®の改良薬であり確かに好ましい。またリタリン®の処方中止は不心得な患者とそれに加担する不心得な医師による不適切な使用が社会問題になったためだが，その結果コンサータ®の薬価はリタリン®の約30倍になった事実がある。

不心得で使命感をまったく持たない医師，乱用したい患者，製薬会社の商業政策，真に患者のことを考えない国の薬理行政がコンサータ®にまつわる一連の騒動を引き起こしたと筆者は考える。この騒動には続きがある。徐放薬のために乱用が抑えられていたコンサータ®は，発売10余年で，再び不心得な医師と患者による不祥事のためにさらに厳しい制約がつき，臨床的に適切な初期使用が難しい。まれな現象を防止することだけを考え，臨床の実態に何らの考慮も払わない厚生労働省と有識者によって新たな制度が作られてしまった。常に迷惑を被るのは，患者とほとんどの医師である現実が我が国の実情である。

以前は容易にできた治療的診断や拒否的な親子に試験的に処方することが，現在はほぼできなくなった。一部の不心得な医師と，一部の青年期や成人の患者の「好ましくない使用」を防止するために，多くの適切な治療ができなくなっていく制度は，まさに現代的である。

これに限らず，普通に医療を行う多くの医師にとって種々の制限が加わるのは，医療の本質を厳しく考えない不心得な医師の行状に由来するものが多い。すべての医師が聖人君子である必要はないが，最低限守らなければならない医療の本質を自覚しない，あるいはつまらない目先の利益を優先する者がいるのは悲しい現実である。

彼らが「少しでも理解し判ると面白い」と思えるような勉強の提供が大切となる。

子どもの精神遅滞（MR）が判明したとき，多くの親はショックを受ける。そのため，時に曖昧な説明が行われ，精神遅滞を「LD」と誤って，英語で伝える相談員もいて，親も響きのよい英語で納得し，適切な対応が遅れる例もある。LDと精神遅滞はまったく異なる（p17，図Ⅰ-2-2）。

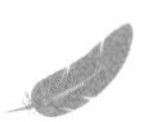

発達障碍に使用する神経系に作用する薬剤

ASD，AD/HD，精神遅滞は種々の困った行動や精神症状を現すことがあるが，これらの対処としては環境整備や，親を含め周囲の者が対応を変えることを原則とする。不眠，不安，パニック，落ち込み，イラつき，暴力などの症状に対しては，向精神薬が効果的に作用することもあるので考慮する（表Ⅲ-2-2）。ただし，いずれの薬物も子どもへはほとんどが適応外使用になる。筆者の臨床経験では，初期量は従来の薬物よりもかなり少量で効果がみられるだけでなく，少量で効果のみられない薬物を増量してもあまり効果がない印象を持つ。

1．薬物の特徴と使い方

1）抗不安薬

一般医には使いやすい薬物と考えられていて，多種類の製品が発売されているが，乱用傾向・習慣性があることにとくに注意する。基本的に抗不安作用，催眠作用，抗けいれん作用，筋弛緩作用を併せ持ち，作用時間（半減期）に幅があるので，目的に応じて使い分ける。それぞれの目的とする作用以外は副作用になる。例えば，不安を鎮める目的で使用する際には，その他の作用である眠気，ふらつき，脱力感，倦怠感，めまいなどが副作用であると考える。目的とした作用がうまく出現し精神状態が改善されると，副作用はあまり感じなくなるのも抗不安薬の特徴である。臨床的に副作用が目立つ場合は，治療目的の効果がないと判断する。短期間の使用を心掛け，改善がみられた場合には慎重に漸減して中止する。

● セディール®（タンドスピロンクエン酸塩）

ベンゾジアゼピン系の薬物とは異なった構造式を持ち，睡眠障害が少なく，習慣性もないので第一選択になるが，臨床経験として効果は弱い印象がある。5 mg・10 mg・20 mg錠があり，通常量は成人で30 mg/日服用になる。筆者はこの薬物のみ，通常量を使っている。

表Ⅲ-2-2　**向精神薬（神経系に作用する薬剤）**

①抗不安薬：いわゆる緩和精神安定薬（minor tranquilizer）
②抗精神病薬：いわゆる強力精神安定薬（major tranquilizer）
③抗うつ薬
④睡眠薬
⑤抗てんかん薬
⑥その他（抗躁薬，気分安定薬など）
⑦漢方薬

筆者は，子どものことで不安になっている母親が処方を希望した場合，本剤を選択し，比較的効果を認めている。

● デパス®（エチゾラム）

現在，もっともよく使われている薬物で，抗不安作用が強く，即効性もある。睡眠薬として使うぐらいなので眠気の副作用が大きい。なお杉山[3)]は，行動抑制を外すので，発達障碍には禁忌と述べている。0.25 mg錠からあるので，まずこの程度から使用して，不安が軽減すればできるだけ早く休薬か減量する。いずれにしても使用期間を短くする。依存性があるため連用は避けるべきである。

屯用で使う限りは依存性にならず，その効果が役立つ場合が多い。

● レキソタン®（ブロマゼパム）

強迫症状に効果が少しあるといわれているが，現在はSSRI（選択的セロトニン再取込み阻害薬）などで効果がみられないときに使用する。1 mg錠からある。デパス®と同様の注意点（休薬，減量，使用期間）を考慮して使用する。

● ソラナックス®（アルプラゾラム）

急激に出現する不安に屯用で使用する場合が多い。いつも持参するように伝え，不安が出そうなときに噛み砕いて1錠を飲むように指示する。0.4 mg錠を使用する。

ある程度の効果がみられるが，筆者の臨床経験ではリスパダール®やエビリファイ®の水溶液のほうが効果的に感じる。これも頓用で使う限り依存性は出現しない。

● メイラックス®（ロフラゼプ酸エチル）

半減期が長く，1日1回の投与で就寝前に服用させる。「夜間に催眠作用が働き，昼間には抗不安作用が働く」といわれている効果はあまりみられないが，依存性が少ないため使いやすい。成人量は2 mgであるが，筆者は多くの場合1 mgを処方し，子どもでは半錠（0.5 mg）を使用している。

2）抗精神病薬

主に統合失調症に使う薬物である。発達障碍によく使われている薬物は一般にリスパダール®，エビリファイ®だが，筆者はオーラップ®をよく使用している（オーラップ®は令和2年12月で販売中止）。筆者の臨床経験では，オーラップ®以外の薬物ではそれほど効果的な印象を持っていないため，「極少量」以外は通常量ではあまり使うべきでないと考えているが，ASDで衝動性や暴力が強い例では3～5 mgを使用する。

副作用としてはほとんどの薬物に共通して，鎮静・筋緊張低下による眠気，ふらつき，脱力感，だるさがみられ，錐体外路障害（パーキンソニズム：振戦，筋固縮，動作緩慢，姿勢・歩行障害／アカシジア，ジストニア：早期にみられ眼球上転，斜頸，舌突出／遅発性ジスキネジア：服薬後ゆっくりまたは遅れて現れる，舌を中心とする不随意運動）もある。「極少量」では問題がない。パーキンソン病治療薬であるアキネトン®，アーテン®を初期に併用するのが望ましく，経過をみて中止する。極めて少量の場合には併用する必要がないこともある〔ASDに使用する抗精神病薬の「極少量」は前述(p102)〕。

リスパダール®，エビリファイ®をはじめ多くの薬物があるが，「極少量」以外は基本的に発達障碍に使用する薬物ではないと筆者は考える。

3）抗うつ薬

発達障碍とうつ病の関係が思春期から成人にかけてはいわれており，SSRI，SNRI（セロトニン・ノルアドレナリン再取込み阻害薬）などがよく使用されているが，杉山[3)]は，気分変動を悪化させる可能性があるので，慎重に使用するように勧めている。小児で保険適用になるのはデプロメール®のみだが，筆者は臨床経験上，レクサプロ®が使いやすく，10 mg錠の1/2錠（割線が入っている）から使用している。

4）睡眠薬

発達障碍では睡眠障害（主に入眠困難）を訴える例は多いが，生活習慣の是正を適切に行うのが治療の第一歩である。寝る前にゲームやインターネットなどを行っている場合が多いので，それを是正せずに睡眠薬を与えるような治療をすべきではない。生活習慣が是正されても入眠困難な例には，睡眠リズムを調整するロゼレム® 0.8 mg錠を半錠で使う。これも1/10錠で効果があると杉山[3] は述べている。

ところが令和2年6月に，小児の発達障碍の入眠困難に使用する睡眠導入薬としてメラトベル® が発売された。米国ではすでに発売されていて，日本でも手に入れることができたメラトニンを小児用に顆粒にしたもので，筆者はロゼレム® が発売されるまでは米国のメラトニンを使用していたため，その経験から適切な薬物と考えている。ロゼレム® はメラトニンの産生を促す薬物であり，メラトニンは催眠を促す生理的ホルモンである。

メラトベル® は1～4 mgと使用量が決められているが，米国のサプリメントや他の睡眠薬の使用経験からは，最低量1 mgで十分と思われる（執筆時点では使用経験なし)。

睡眠導入薬では，ベンゾジアゼピン系の超短～短時間作用型（2～4時間）のマイスリー® が第一選択と考えているが，離脱の難しさをはじめとして種々の問題があるので，安易な使用は控える。

具体的対応として，まず，確実に朝起床することを親子に約束してもらう。そして，一般に眠気は起床から14時間 ± 2 時間で生理的に出現することを示したうえで,「早起きをする決意と実行」がなければ処方できない旨を伝える。そのうえで，現在の就寝時間より 2 時間程度早い時間に服薬してもらう。こうして朝に起きることに親子で取り組み実行すれば，短期の服薬である程度睡眠の問題は解決していくが，現実には朝起きがほとんどできない。それは，子どもを起こすことができない親が多く，子どもも実行できず，無理に起こすと暴力的になる例が多いからである。筆者は「朝に断固，起きる気と起こす気がない限り早寝・早起きはできないし，薬も助けにならない」と言い続け，朝起きができない限りは薬を出していない。

ベルソムラ® はベンゾジアゼピン系でなく比較的新しい睡眠薬で，入眠困難と中途覚醒の両方に効果があるとされているが，筆者の臨床経験からは，効果に個人差がある。ベルソムラ® に類似した睡眠導入薬であるデエビゴ®（レンボレキサント）が令和2年7月に発売されている。

【具体的使い方】

①発達障碍の睡眠困難には，第一に上記のように生活習慣の見直しを行い，安易に処方しない。

②子どもの状態を診て，睡眠リズムの是正が好ましいのか，とりあえず入眠困難を治すのかで，ロゼレム® あるいはメラトベル®（8 mg）かマイスリー®（5 mg）を処方，あるいは両方を使用する。効果がなければベルソムラ®（15 mg）も使用してみるが，これらで効果がない例では，薬物の増量や新たな薬物を追加しても効果はほとんどみられないというのが筆者の印象である。厳しく生活習慣を修正することと,「朝に起きる決意」を親子に確認して再度の実行を促すことのみが次の手段である。多くの例では，親子ともに自らの決意よりも薬に頼る傾向にある。

③効果があれば，いずれも 1/2 錠に減量する。ベルソムラ® は遮光しなければならないので，残り 1/2 錠は遮光した缶に入れておく。

④できるだけ早く，薬物なしで就眠できるように支援する。

5）抗てんかん薬

一般に抗てんかん薬として使われる薬物が，強い不安や興奮，衝動性に対して精神科ではよく使われている。しかし，副作用も多くて強いので，安易に使用すべきでないと考える。筆者は興奮・暴力など症状が強く周囲が困って止められない場合以外は絶対に使わず，使ったとしても短期間である。残念ながら意外に多く使われているのが現状。

● テグレトール®

感情調整にも使うが，副作用（薬疹，眠気など多彩）の現れやすい欠点があるため，50 mg 程度の少量から慎重に使用する。

● デパケン®，バレリン®

テグレトール® に比べて効果は弱いが，副作用も少ないように感じる。50 mg 程度の少量から始める。

● ラミクタール®

2 mg 程度から使用すべきで，効果はあるが副作用も現れやすい。

6）その他

● リーマス®：気分安定薬（mood stabilizer）

躁状態を抑え，うつ状態も引き上げる。通常量では副作用に注意する必要があるが，「極少量」の使用では問題がない。

● グラマリール®：感情調整薬

行動制御に使用されるが，それほど顕著な効果はみられない印象である。

● ピレチア®，アタラックス®

これらの抗ヒスタミン薬も精神安定作用があり，とくにこの２種類はよく使用され，後者は子どもの睡眠薬としても有用である。

7）漢方薬

筆者は発達障碍には甘麦大爽湯，抑肝散加陳皮半夏，半夏厚朴湯などをよく使用するが，漢方医ではないため臨床経験と専門家からの助言をもとに使用している。その他にも漢方薬で効果がみられる場合もあるが，専門家の処方を試すことを勧める。ただし，漢方薬を飲めない子どもが増加しており，飲めるか否かを尋ねて処方すべきである。甘麦大爽湯は飲みやすい漢方であるが，これでも拒否する子どもはいる。錠剤が発売されている漢方薬もあるが錠数が多く，漢方薬では常に服薬の困難さが課題になる。

2．薬物使用の注意点

1）子どもへの使用

AD/HD の治療薬４種以外のほとんどの向精神薬は睡眠薬を含め，子どもへの使用は認められていない。したがって，子どもに使用する場合は適応外使用になり，原則，法律違反になる。しかし，発達障碍の分野では適応外使用により，子どもへの薬物治療が進歩してきた事実もある。筆者も実際，適応外使用を行っており，おそらく子どもを診る小児科医や児童精神科医で適応外使用をしていない者はいないはずである。

向精神薬の適応外使用については，適応をしっかり認識して処方する限り問題はないと思われるが，法律的には違法行為になることをふまえたうえで，慎重に考えて使用する必要がある。子どもへの向精神薬の使用を解説した文献[3)6)]があるので参考にするとよい。

異見：我が国の保険制度の問題

我が国の保険制度はあらゆる点で，諸外国に比べると各段に優れていると評価され，新型コロナウイルス感染症に関してもそれがしばしば指摘されている。しかし，実際には問題も多い。最大の欠点は，基本的には極めて少数の医師が行うまれな不正を防ぐために，それへの対策が中心になっている点で，医学的・良心的な臨床がしばしば歪められている。医療は「医師性善説」を基本にして行われてこそ好ましいのだが，「医師悪人説」「放っておくと何をするか判らない医師がいる」精神で制度化されると，その機能（役割）が劣化して当然である。

判りやすい例の代表は，重症感染症に大量の抗菌薬を使うと，抗菌薬の乱用を防ぐ縛りで，「不適切使用」とみなされ診療報酬の減額がなされることである。これでは「患者は治らなくてもよい」ことになってしまうというのは極端であるが，極めて一部で行われる不正を防止する制度が，大部分のまともな医療を損なっている。もちろん，これは不正を行う医師が存在するためで，原因は医師側にあるのだが，それを防止するなら，叡智を集めもっと工夫して，少なくとも好ましい医療を阻害しない制度にしてもらいたい。

本書で扱う発達障碍をはじめ，心が大きな役割を担う疾患への保険による診療報酬は「目にみえる技術（もっとも判りやすいのは手術）」に比べて，信じられないほど低額に設定されている。むしろ実践することを「勧めない」制度である。そのためこのような疾患を扱う医師の多くは保険外診療を行うか，心理士を雇って「心の部分を診てもらう」形式をとっているが，これはしばしば「混合診療」とみられ，違法行為と断定される。さらに令和 2（2020）年からようやく医療に心理士がかかわることが保険診療で認められたが，この問題はここまで来るのに 30 年以上かかったのも異常であれば，心理・社会的治療を 20 分と決めて医師への報酬の半額にしているのも現実的でない。心理士の治療が 20 分でできないことは，この分野にいる者なら誰もが判っていることだが，このような非常識な設定になるのは，心理士の専門性を低くみているからである。また報酬も医師へのそれが極めて低額のため，さらに低額になり，25 年余り前から文部省（当時）が行っているスクールカウンセラーの報酬の半分以下で

2）多剤処方は禁じられている

現在，向精神薬関連では同一系列の薬物を 2 種より多く（3 種以上）使うことが制限されている。これは精神科医が向精神薬の多剤・大量処方を安易に行ってきた結果と，専門医でない内科医などが安易に向精神薬，とくに睡

ある。スクールカウンセラーが文部科学省で，医療は厚生労働省の管轄による差で，ここでも我が国の全体的視点の乏しさと真に国民に好ましい政策などなされないことを示している。まさに「省益あって国益なし」がこのようなところにも表れている。

心にかかわる疾患の専門性は，身体を診る医師と同じくらい研修や勉強が求められるが，心理・社会的治療は目に見えないので，「口先」と極めて軽くみられているので，診療に必要な時間だけに絞っても，考えられないけた違いの低さに設定されている。このため精神科診療も時間をかけない，いわゆる「3時間待ち3分診療」で薬物治療中心で，多くの患者を診る診療で成り立っている現状がある。いわば「薄利多売」の心理・社会的治療になり，薬を出すだけの治療が幅を利かせ，すでにAD/HDの治療はその弊害を受けている。さらに患者側も，「心は大切」と思っていても目に見える薬物や検査ほど価値を置かないため，双方の思いがこの分野の低額医療や制度の不備を作っているとさえいえる。

それでもこの分野を誠実に実践しようとする医師は，少数ながら存在するが，厚生労働省はそれら医師を助けるよりも，「保険制度の違反をしていないか」だけに焦点を絞った「取り締まり（まさにこの言葉がぴったり）」に精を出している。これが諸外国よりはよい制度と評価されている我が国の保険制度の「精神科領域」の実態である。この姿勢があらゆる場面で顔を出しているので，本当に医療的で誠意ある診療は厚生労働省によって阻害されているようにさえ思えてくる。少なくともこの分野で半世紀近く働いてきた筆者の率直な感想である。

残念ながらこの制度の下では，発達障碍をはじめ，心の問題を扱う医療の実践はほとんど不可能である。発達障碍の急増で児童精神科医が少な過ぎると騒がれているが，常識以下ともいえる診療報酬の場に「どれだけの医師がかかわるのか」という視点は論じられない。

実際にこの分野は目に見えない部分が多いので，医師をはじめあらゆる場でより誠意・誠実さが求められるのだが，厚生労働省の姿勢自体が見当違いな面があるので，あまり好ましくない民間療法が出現する一因になっている。難しい問題であるが，好ましい医療が行いやすい制度に改められ，医療の充実があれば，少なくとも怪しげな民間療法も減っていくと筆者は考えている。

眠薬を出し過ぎることを防止するための処置である。例えば，筆者は「極少量」をよく行うが，この処方では量は少なくとも抗精神病薬を2種類使うことになる。これに加えて，子どもの不安発作やパニックを防止するためにリスパダール®やエビリファイ®の水溶液を頓服用として処方すると多剤併用とされ，保険診療の減点が課せられる。

3）とくに注意すべき副作用

薬物の多くは複数の作用がある。目的とする症状に効果がある作用以外は副作用になると考えて使用する。以下に，副作用の出現時期に分けて示す。

①直後に出現する目的と反対の作用（奇異反応；paradoxical reaction）

奇異反応は時にある。薬物を飲むことでかえって不安を高め，興奮，錯乱，不眠，焦燥などの副作用が現れる場合はすぐに中止する。まれな副作用も時に出現するので，どのような症状であれ薬物投与直後に現れたり，しばらくして現れたりすれば，常に薬物による副作用を疑って中止する。筆者は，精神科医が「この薬でそのような副作用は絶対に出ない」と言って薬物治療を続けた結果，廃人のようになった例を知っている。向精神薬の使用に際しては常に細心の注意と，患者の訴えに謙虚に耳を傾ける姿勢を持たなければならない。

②一定の時間経過後に出現する副作用

一定の時間が経過した後で出現する副作用で，これまでよく指摘されているものである。重篤なものとして，肝障害，造血障害，色素性網膜症，セロトニン症候群，悪性症候群がある。

- セロトニン症候群：抗うつ薬で起こりやすく，錯乱，発熱，ミオクローヌス，振戦，協調異常，発汗などが出現する。
- 悪性症候群：薬物の使用量に関係なく，若年者や精神遅滞のある者に出やすいといわれているため，発達障碍の子どもには注意する。前駆症状は発熱で，動きが鈍い，喋らないなどがあり，ICUへの入院治療が必要になる。とくに発熱は，子どもでは日常的な症状なので十分に注意する必要がある。薬物中止と末梢性筋弛緩薬のダントリウム® 静注を行うことで回復するが，手遅れになると死亡する。

③長期の服薬後に出現する重篤なもの

米国のジャーナリストが多くの医学文献を丹念に解析し，患者へのインタビューも加えて，向精神薬の本質的作用から出現する重篤な副作用を指摘している[7]。これまであまり認識されていなかったのだが，ある期間使用した後に出現する副作用については，とくに子どもでは考えなければならない。抗AD/HD薬を含む向精神薬は，適切に使う限り臨床経験から有用で必要だが，対象を選び少量・短期間に使用することを強く勧める。

不安が強く被暗示性も高まっている親子では，副作用を前もって知らせることで，かえって誘発する場合がある。しかし，知らせないと不慮の事故が起こる可能性もあり，難しい判断を迫られる。あるいは，医薬分業による薬局の説明が，子どもや親の過敏性などを考慮せず，機械的・一般的に行われ，治療を阻害する面もある。筆者は，診療所からもっとも近い薬局に，当所の治療指針を伝えて，可能な限り誤解を与えるような説明や添付文書を渡さないように依頼している。最近特徴的なのは，ネットを通じて医師向けのような情報が一般に与えられ，薬物治療が阻害されていくことである。

あらゆる場で，この種の治療を行い難くする現実があるのも，薬物治療を含む治療の難しさに起因している。

文　献

1) 藤原正彦：祖国とは国語．新潮社，東京，2005.

2) 斎藤万比古・編：注意欠如・多動症—ADHD—の診断・治療ガイドライン．第4版，じほう，東京，2016.

3) 杉山登志郎：少量処方．発達障害の薬物療法；ASD・ADHD・複雑性PTSDへの少量処方，岩崎学術出版社，東京，2015，pp84-100.

4) マーシャ・エンジェル・著，栗原千絵子，斉尾武郎・監訳：ビッグ・ファーマ；製薬会社の真実．篠原出版新社，東京，2005.

5) アレン・フランセス・著，大野裕・監，青木創・訳：〈正常〉を救え；精神医学を混乱させるDSM-5への警告．講談社，東京，2013.

6) 稲田俊也・編，萩倉美奈子，遠藤洋：小児の向精神薬治療ガイド；世界の添付文書が示す小児への使い方．じほう，東京，2017.

7) ロバート・ウィタカー・著，小野善郎・監訳：心の病の「流行」と精神科治療薬の真実．福村出版，東京，2012.

3 診断の助け・参考となる検査

発達障碍を診断するための特異的検査はない。脳波，画像検査など中枢神経系の病変を知らせるものは発達障碍をみつける特別な検査ではないが，鑑別診断に有用な場合がある。また血液検査で特異的なものはない。発達のばらつきがある発達障碍では，知能検査は必須であるが，診断を決めるものではない。心理検査も必要な場合があるが，補助的なものである。親の訴える子どもの困った行動とこれまでの成育歴・社会性・対人関係を詳しく尋ね，これらの検査結果を参考にして，さらに経過を診ていくことで確定診断することになる。

臨床症状を詳しく尋ねるにあたっては，診断基準（p73，82，85）をもとに作られたいくつかの質問紙を参考にすることが，現時点でもっとも役に立つ方法で，時間の節約にもなる。

発達障碍に使用する検査のうち，当所で使用している検査を中心に，小児科医が知っておくべきことを紹介する。小児科医が実際に検査を実施することは少ないかもしれないが，概略を知っておく必要がある。

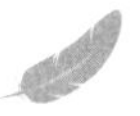

発達検査と知能検査

発達検査は乳幼児の運動・言語・社会性・適応行動・認知など，いくつかの分野での発達過程を捉えようとするもので，それぞれの検査から出された結果は発達年齢（DA；developmental age），発達指数（DQ；developmental quotient）として表される。

知能検査は6歳以上に行う知的レベルをみる検査で，知能指数（IQ；intelligence quotient）が算出される。よく使われているウェクスラー（Wechsler）式知能検査では知能の側面をみるために言語性（言語を使用した課題解決能力）と動作性（主に目や手を協応的に使用する非言語的な課題解決能力）に分かれている。この2つの能力差が大きい場合，発達障碍を疑う。

いずれの検査も知能の全容を明らかにするものではないが，少なくとも学校での勉強に深くかかわる能力との相関はかなり高い。知能検査はIQが判るだけでなく，子どもの性格的な特徴も示され，人格検査としての側面もある。検査者と子どもの関係や，子どもの検査に取り組む姿勢や意欲も観察する。算出された数値と同じ程度に，実施しているときの被験者の言動が大切であり，さらにいえば，検査をする者の性格や態度も大きな要素になる。したがって，他の施設で行われた検査の数値だけの情報では不十分であり，数値のみで判断しないようにする。

1．津守式乳幼児精神発達診断法

【適応年齢：０～７歳】

親に記入してもらうことで子どもの発達を推測できる。親のみの受診でも可能で，知能検査の実施が難しい年齢で，運動・言語・社会・適応行動・認知を生活場面から捉えることができる。日常の子どもの状態や，乳幼児の標準的な発達の概観を知ることができるが，記入内容は養育者からみた子ども像であるため，母親の性格やその他の要因によっては客観性に欠ける一方で，常に子どもと接している母親からの情報で貴重なものである。

家庭で記入して持参してもらう。年齢に応じて求められるいくつかの項目の結果に多少のばらつきがあっても，ほぼ全項目ができるならば，半年から１年ごとの間隔で確かめていく。とくに集団生活を始めると，急に発達することがあるので，この場合は数カ月ごとの間隔で実施する。

2．グッドイナフ人物画知能検査（DAM；Goodenough Draw-a-Man test）

【適応年齢：３～10歳】

子どもが描いた人物画から知的発達を評価する。絵が描ける年齢から実施可能であり，言語や聴覚に問題のある子どもにも実施することができる。家庭で描かれた描画を持ってきてもらい採点することで，検査に代えることも可能である。専門家でないと判定できないが，小児科医でも大まかな判断(年齢に比して幼な過ぎるなど）は可能である。

3. 新版京都児童院式発達検査 2001（新版 K 式発達検査 2001）

【適応年齢：3 カ月～13 歳未満】

遊びのような雰囲気で行える検査であり，施行に時間がかかる。検査結果により，子どもにどのように接すればよいのか具体的な対応を示してくれる。「姿勢・運動領域」「認知・適応領域」「言語・社会領域」の 3 つに分かれ，各項目の基準により，領域ごとに発達年齢と発達指数を計算できるようになっており，換算表を用いて発達年齢を求める。主に幼児期に使用する。

4. ウェクスラー（Wechsler）式知能検査

【適応年齢：16 歳以上】

もっとも一般的に使われている検査で，被験者の年齢によって 3 種があるが，主に使うのは WISC である。

- WPPSI（Wechsler preschool and primary scale of intelligence）
  適応年齢：3 歳 10 カ月～7 歳 1 カ月
- WISC（Wechsler intelligence scale for children）-Ⅳ
  適応年齢：5～16 歳 11 カ月
- WAIS（Wechsler adult intelligence scale）-Ⅲ

目的を持って行動し，合理的に思考し，能率的に環境を処理する個人の総合的能力で，言語性テストと動作性テストに分けられており，それを構成する尺度で成り立つ。また，得点評価だけでなく，検査中の行動観察から得られるものが重要である（p178，症例 1）。例えば，わからない問題の対処の方法（真面目に取り組む，投げ出してしまう，検査者に助けを求める，確認が多い，歩き回るなど）から性格の特徴も観察できる。ASD では生真面目過ぎ，考え過ぎて回答できないなど，AD/HD では集中できず，途中で立ち歩くなど，産出された数値（IQ）以外の情報も重要になる。

この検査では独創性を除く，これまでに蓄積された知識（結晶知識）とそれをどのように応用できるか（流動性知能）が示され，知能を 2 つの能力（「思考力」と「適応力」）に分け，思考力は「言語理解」と「知覚推理」の 2 つに分けられる（図Ⅲ-3-1）。適応力も「ワーキングメモリー（working memory，作業記憶・作動記憶）」と「処理速度（視覚刺激を早く処理する力）」の

- 知能指数
  - 思考力
    - 言語理解：読書や学校の勉強を理解し学ぶ能力と，言葉や数字を用いる抽象的操作やそれを表現する力
      類似・単語・理解・知識（語の推理）に分ける
    - 知覚推理：目で見たり直観で理解したりして具体的な事物を観察，捜査し表現する力
      積木模様・絵の概念・行列推理（語の推理）に分ける
  - 適応力
    - ワーキングメモリー*：作業（作動）記憶
      数唱・語音配列（絵の完成）に分ける
    - 処理速度：目で見たことを素早く処理する能力
      符号・記号探し（絵の抹消）に分ける

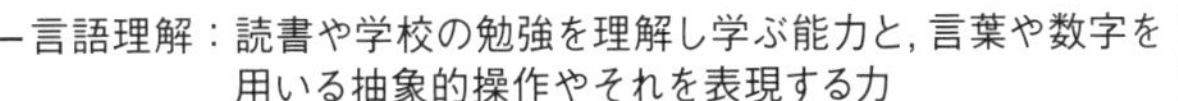

*ワーキングメモリー：一般的に記憶は短期記憶（今，行ったことを記憶）と長期記憶（昔のことを記憶）に分けられているが，それとは異なり，ある目的のために作業するときに使用する一時的記憶機能を指す。情報を一時的に記憶して処理する能力で，日常の行動で常に使う機能である。会話での言葉の選び方や暗算などを「脳内の作業」に使用しているので，端的にいえばすぐに適切な反応ができる能力になり，いわゆる通常の生活で「頭がよい」「頭のキレる」と評価される能力である。仕事・勉強・対人関係・計画・目標に向かう・感情のコントロールなど，さまざまな活動の基本を担っている。

図Ⅲ-3-1　WISC-Ⅳの検査項目

2つに分けられ，基本的に4つの項目に分けて数値が出される。

さらに，知識，理解，空間認知など13の下位項目があり，個々の能力を調べてさらに詳しく分析して，総合的に判断する。この下位項目のばらつきが発達障碍の特徴をより適切に表す。他施設で行われた検査結果は多くの場合，「言語理解」「知覚推理」「ワーキングメモリー」「処理速度」の4項目の数値のみが書かれているが，発達のばらつきをみるのには13項目の数値が重要であり，再検査しなければならないことが多い。

発達障碍の場合は一般的に，思考力に比べ適応力が低くなる傾向にあるが，障碍に特異的ではなく，下位項目のばらつきから障碍の状態を知っても診断名に結びつかない場合も多い。項目のばらつきがASDやAD/HDに特異的であると診断しやすいが，実際には種々の臨床像があり，明確にいうことはできない。個々のばらつきや差と臨床像を加味して診断の補助に使用する。

5. DN-CAS（Das-Naglieri Cognitive Assessment System）

【適応年齢：5～18歳】

認知の処理過程をプランニング（立案）・注意・同時処理・継次処理の4つ

に分け，これらの過程の相互関係について，過去の経験や知識との関連を含めて調べる。WISC 検査よりも負荷をかけることで，障碍を際立たせる特徴がある。

- プランニング：提示された情報を効果的に解決する方法を選択し決定する認知過程を示す
- 注意：情報のうち必要なものに注意し，不要なものには注意しない認知を示す
- 同時処理：複数の情報を順序立てて統合する能力を示す
- 継次処理：複数の情報を系列順序として統合する能力を示す

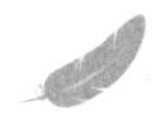

心理検査

知能検査は発達障碍の子どもに必要であっても，特異的な検査にはならない。また，心理検査で発達障碍そのものの診断にとくに役立つものはない。心理状態や心理的混乱は心理検査で判断でき，一般的に子どもに使用する検査，例えばエゴグラム，YG 性格検査，自己評価式抑うつ尺度，親子関係検査から，主に精神疾患と鑑別するのに有用なロールシャッハ検査に至るまで，すべてが適応になるが，とくにどのような検査がよいのかを考えて実施する。

当所では初診時，子どもの問題（主訴）にかかわらず，ほぼ全員に HTP 検査[註1)]を実施している。AD/HD の子どもの描くものはかなり特徴的なものが多いので，あえて個人的見解と断るが，筆者らは診断の一助になるとみている。AD/HD の子どもの描くものは図Ⅲ-3-2に示したように動的で混沌としていながら，絵の中に物語が込められたようなものがほとんどであり，これのみで AD/HD と診断できるとはいえないが，特異的特徴と感じている。

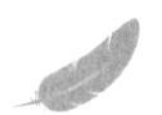

行動観察

ある程度の大きさの部屋で，主に心理士が遊具を使って子どもを遊ばせ，

註 1　HTP 検査：実のなる木を画用紙に描かせる樹木画検査（baum test：バウムテスト）が有名だが，これに人物と家の 3 つを 1 枚の画用紙に描かせる HTP 検査（house-tree-person test）は，より詳しく種々のことを知らせてくれる検査で，実施もしやすい。解釈には専門的知識が必要だが，AD/HD の子どもは独特の絵を描くことが多く，小児科医でも判るため，筆者は一つの参考になるとみている。

初診時

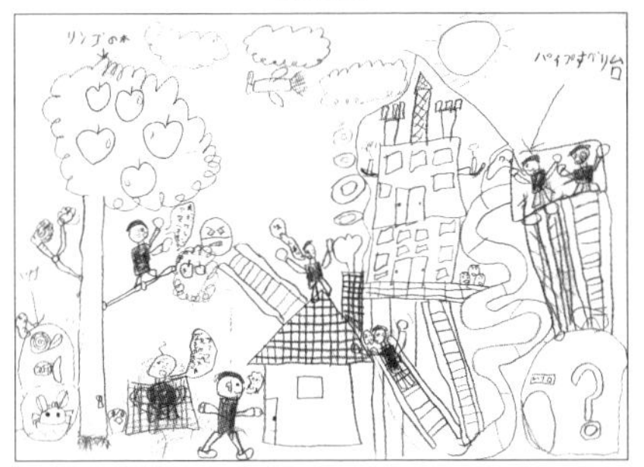

2年後

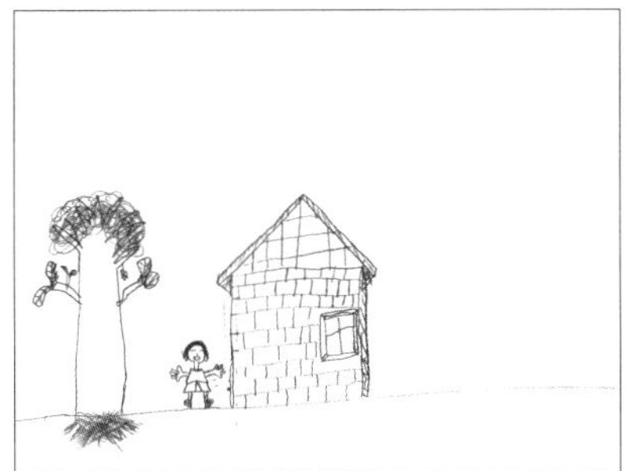

図Ⅲ-3-2　AD/HD の男児の描いた絵の対比

不登校状態だった初診時の HTP 検査と，2 年間の治療で社会性を獲得し不登校状態が改善して描いたときの絵を対比している。初診時に描かれた「動的で物語性があるものの混沌とした世界」が 2 年間を経てまとまりをみせているのが判る。

どのような反応や行動をとるのかを観察するのが本来の行動観察だが，診察室でも親と話をしながら，同時に子どもの行動を観察するように心がければ，それなりに行動観察は可能である。危険なことや壊れやすい医療器具を触る場合にのみ，注意して行動の制限を加えるが，できる限り子どもの好きなように行動（聴診器や懐中電灯を触るなど）させる。行動観察からかなりの特徴が判ると同時に，その行動を小児科医が注意したときの子どもの反応や，親がどのような態度をとるのかも重要な情報になる。行動観察を心理士だけに任せず，小児科医が注意深く観察する目を持てば，通常の診療場面でもある程度は行える。

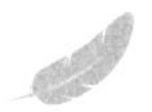

質問紙

多くの質問紙が出されており，簡便なものから専門的なものまであるが，ここでは専門的な質問紙で比較的よく使われているものを紹介する。

1．問診表の有用性

当所では数種類の問診表を作成し，来所した子どもの年齢や問題によって使い分けている。ここでは幼児期で発達障碍を疑う場合に，当所で使用している問診表を示す（図Ⅲ-3-3）。問診表は診療時の時間の節約や，訊き漏れ

問診表

受付＿＿＿＿＿＿＿＿　面接日＿＿＿＿＿＿＿＿＿

お子さんの氏名（フリガナ）＿＿＿＿＿＿　生年月日＿＿年＿＿月＿＿日　年齢＿＿＿　学年＿＿＿

記入者氏名（フリガナ）＿＿＿＿＿＿＿＿　続柄＿＿＿＿＿

緊急連絡先（携帯）　（　　）

住　所（〒　　－　　）＿＿＿＿＿＿＿＿＿＿＿＿　自宅 TEL ＿＿（　　）＿＿＿＿＿

相談はこの問診表を参考にして行いますので，できるだけ詳しく，本当のことを記入して下さい（秘密は厳守します）。

一番困っていること，相談したいことは何ですか。またいつ頃からですか。

（　　　年　　月頃から）

A　相談したいお子さんの現在の症状であてはまるものに○印をつけて下さい。

		非常にある	ややある	ほとんどない	ない	不明
A	食事習慣に問題が					
	排泄習慣に問題が					
	衣服の着脱に問題が					
B	細かな運動・手先の器用さに問題が					
	歩く・走る・飛ぶの粗大運動に問題が					
C	集団への参加に問題が					
	同年齢の子供との対人関係に問題が					
D	年齢相応の会話に問題が					
	年齢相応のことばの理解に問題が					
E	文字を読み理解することに問題が					
	文字を使っての表現に問題が					
F	数の理解・操作に問題が					
G	親や教師の指示に従うことに問題が					
	自発的に周囲に働きかけることに問題が					

以下のような癖があれば○をつけて下さい。

手をひらひらさせる・視線が合わない・じっと何かを凝視している・爪先で歩く・同じ動作や遊びを長時間続けている・突然笑ったり，泣いたりする・自傷

衣服・食べ物・道順などに対するこだわりが（非常に強い・強い・ほとんどない・ない）

これまでに相談にいかれたことがありますか（はい・いいえ）
どんなところですか（児童相談所・保健所・病院・教育委員会・私立の相談機関・その他）

図Ⅲ-3-3　発達障碍の子ども用の問診表
こども心身医療研究所で，幼児期から小学校低学年対象に使用しているもの

妊娠中・出産時に何か問題がありましたか（はい・いいえ）
どんな問題でしたか（　　　　　　　　　　　　　　　　　　　　　）

出産時のことを記入して下さい。
体重（　　　　　　　グラム）　予定日より（早い・普通・遅い）
分娩〔正常・すぐ泣かなかった・骨盤位（さかご）・鉗子・帝王切開・吸引分娩・その他〕
新生児黄疸は（強かった・普通）　ミルクの飲みは（良かった・悪かった）

発育について記入してください
首の座り（　　ヵ月）　寝返り（　　ヵ月）　ハイハイ（　　ヵ月）
一人立ち（　　ヵ月）　歩き始め（　　ヵ月）
これまでに痙攣やひきつけを起こしたことがありますか（はい・いいえ）
これまでに脳波検査をうけたことがありますか（はい・いいえ）
結果は（異常あり・異常なし・わからない）
現在服用している薬がありますか（はい・いいえ）

本人，あるいは家族の方にアレルギー体質の方がいますか（はい・いいえ）

お子さんの好きな遊び，趣味，特技などを記入して下さい。
遊び（　　　　）　趣味（　　　　）　特技（　　　　）

これまでの育て方や，しつけについてお尋ねします。
・お母さん——1）厳しく　2）口やかましく　3）甘やかして　4）お父さんとよく相談して
5）自分ではふつうに　6）その他（　　　　　　　　　）
・お父さん——1）厳しく　2）甘やかして　3）無関心　4）お母さんにまかせっきり
5）口やかましく　6）その他（　　　　　　　　　）

・両親の意見は　1）一致している　2）だいたい一致している　3）違う
3）に○をされた方にお聞きします。どのように違うのか，詳しく書いて下さい。

お子さんの現在の状態は家族の状況が大きく影響しますので，家族のことを詳しく記入して下さい。職業は「会社員」といった記述でなく仕事の内容がわかるように書いて下さい。
父（　　歳）（職業　　　　　　　　）宗教（　　　　）学歴（　　　　）
母（　　歳）（職業　　　　　　　　）宗教（　　　　）学歴（　　　　）
働いている場合お子さんが何歳の時から働いていますか（　　　　）
祖父母が　1）同居している　2）別居している
お子さんは何人ですか（　　　）　この子は何番目ですか（　　　）

当診療所をお知りになったのは？
紹介（医師・教師・知人）・新聞・雑誌・テレビ・ラジオ・その他（　　　　　）
↓
（名称　　　　　　　　　　　　）

を防止するために有用であり，親の観察力なども判る面がある。

2. 各障碍の特徴を見分ける検査

● **発達障害の特性別評価法（MSPA；Multi-dimensional Scale for PDD and ADHD）**

【適応年齢：児童～成人】

我が国で開発された検査で，所定の講習を受けた専門家のみが計測できる。「コミュニケーション」「集団適応力」「共感性」「こだわり」「感覚」「反復運動」「粗大運動」「微細協調運動」「不注意」「多動性」「衝動性」「睡眠リズム」「学習」「言語発達歴」の14項目から判断して特性を図示するので，問題点を判りやすく把握できる（図Ⅲ-3-4）。

3. ASDを疑うときに用いる問診表

● **自閉症スクリーニング質問紙（ASSQ；Autism Spectrum Screening Questionnaire）**

【適応年齢：0歳～】

保護者に答えてもらう検査で，簡便でスクリーニング検査として有用性がある。社会性，言語，行動，興味の特徴を27項目の質問に答え，程度を3段階で評価して得点が高いほど自閉度が高くなる。

● **自閉症スペクトラム指数（日本語版）（AQ；Autism Spectrum Quotient）**

【適応年齢：児童・成人用の二種】

社会的能力，注意の切り替え，細部へのこだわり，対人関係，想像力を50項目の質問に，本人に答えてもらう検査で，ASSQに似ているが質問数が約2倍の50問になる。

● **比喩・皮肉文検査（MSST；metaphor and sarcasm scenario test）**

【適応年齢：児童～成人】

ASDの鑑別診断用に作られたもので，比喩・皮肉を含む10の異なった場面の解釈文を読み，どれが適切な解釈かを選択し，比喩や皮肉が通じるのか否かを調べる。小児科医でも容易に実行・判定できる。

要支援・要配慮

1	2	3	4	5
気になる点はない	多少気になる点はあるが通常の生活環境において困らない	本人の工夫や，周囲の一定の配慮（上司，担任など責任ある立場の人が把握し配慮する程度）で集団生活に適応	大幅な個別の配慮で集団生活に適応（上司，担任，同僚などの十分な理解や的確な配慮による支援がなければ困難）	集団の流れに入るより個人単位の支援が優先され，日常生活自体に特別な支援が必要となる

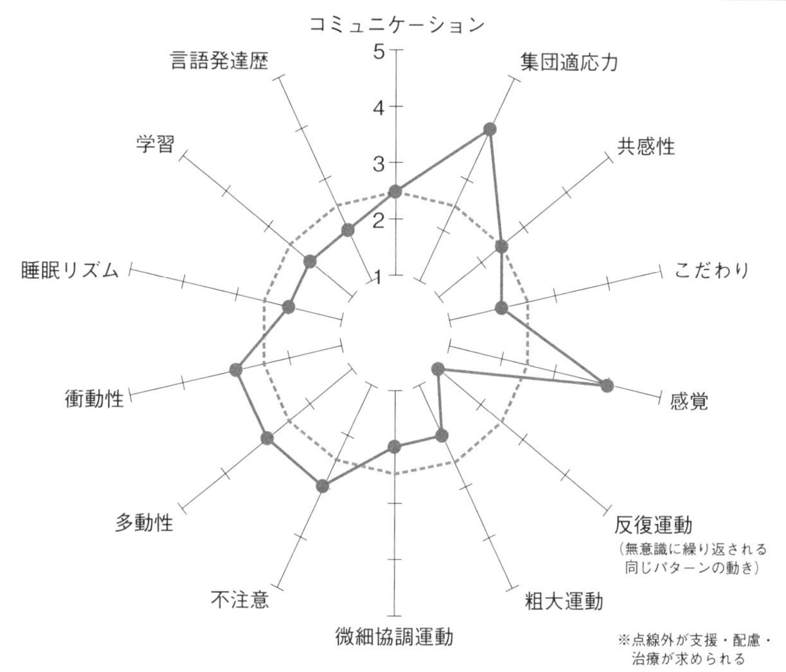

図Ⅲ-3-4　MSPA特性チャートによるある子どもの評価法実施例
（京都国際社会福祉センター：MSPA特性チャート．より引用）

● PARS-TR；親面接式自閉スペクトラム症評定尺度

【適応年齢：児童～成人】

心理士が親に面接をしながら評価していくもので，上記のASSQやAQで疑わしい例の詳細を知るために行う。

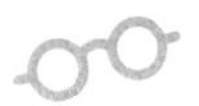

「心の理論」[1)]検査について

ASD を理解するのに用いる「サリーとアンの課題（心の理論）」検査を紹介する。「心の理論」というのは「他人の立場に立って，その気持ちを推測する能力」を指し，図に示す課題を行う検査である。子どもは 4 歳を過ぎると，この課題にだいたいは答えられるが，ASD では年齢が上がっても答えられないとされている。

検査で提示されるのは次のような場面である。①サリーがビー球を自分の目の前のバスケットに入れ，②部屋の外へ出ていく。③いたずら好きのアンはサリーの入れたビー玉をバスケットから取り出して，自分の目の前の箱に入れる。④サリーが部屋に戻ってくる。その際に「サリーはビー玉がどちらに入っていると思いますか」と被験者（子ども）に尋ねる，という課題である。

４歳以上の子どもではほとんどが「サリーはバスケットに入っていると思う」と答えるが，自閉症の子どもでは「箱に入っていると思う」と「事実」を答える。

サリーのいないときにアンがしたことだからサリーは知らないと，サリーの立場に立って自閉症の子どもでは考えられないからである。つまり，状況や相手の思いに「思い至らない」心情がよく判る検査である。この実験は絶対視できるものではなく，小児科医が行う検査ではないが，自閉症の子どものものの考え方を理解するにはよくできた課題と考えている。

本書内で筆者もしばしば「心の理論」という言葉を用いているが，これは「相手（他人）の気持ち」が判らないという意味で使っている。この言葉は現在では，検査というよりは ASD の特徴を端的に示すものとして使用されている。

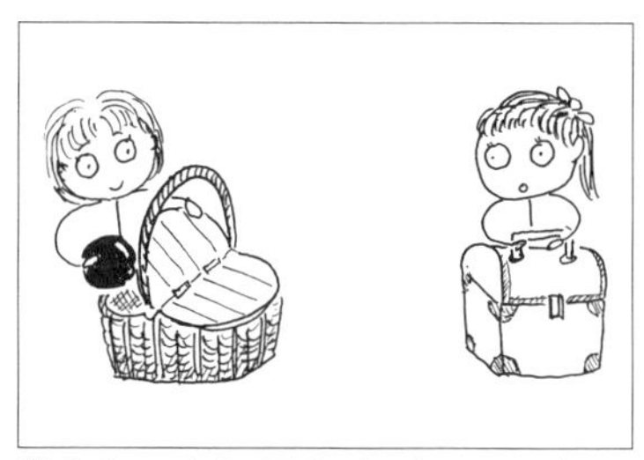

❶サリーがビー玉をバスケットの中に入れる

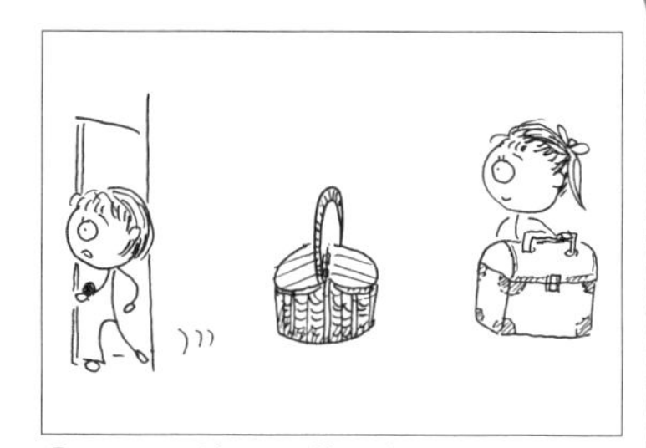

❷サリーが部屋の外に出ていく

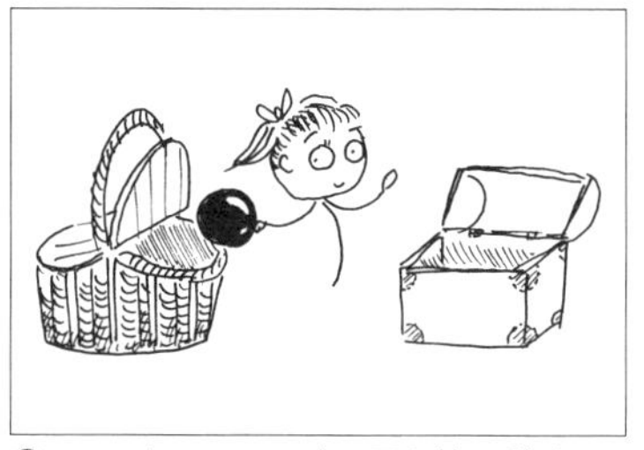

❸アンがサリーのビー玉を箱へ移す

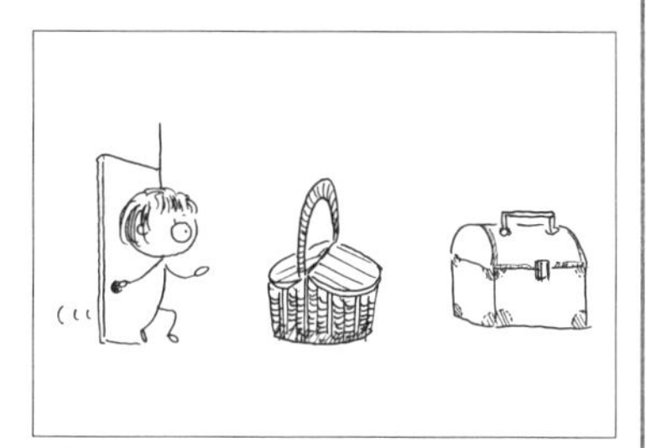

❹サリーが部屋に戻ってくる

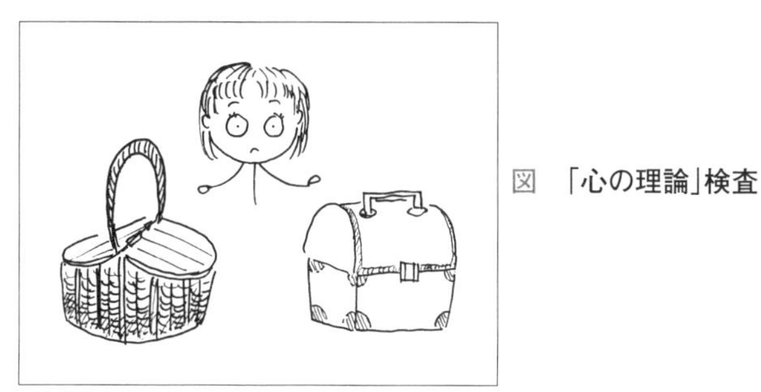

❺課題
サリーはビー玉をみつけるためにどこを探すでしょうか

図 「心の理論」検査

4. AD/HD を疑うときにする問診表

● ADHD-RS

【適応年齢：児童～成人】

18 項目の質問に回答する簡便なスクリーニング検査で，4 段階で評価する。不注意 9 項目，多動・衝動性 9 項目からなる。児童を対象にしているが成人まで使える。

5. LD を疑うときにする問診表

● LDI-R LD 判断のための調査法

【適応年齢：6～15 歳】

我が国で開発された調査法で，8 つの基礎学力に行動と社会性を加えた 10 領域から 4 段階評価をする。

ここにあげたのは検査や問診表の一部で，その他にも種々なものがある。小児科外来で簡便に行えるのは ASSQ と ADHD-RS の二種で，外来の待ち時間に親に記入してもらえば診断の助けになる。

文　献

1）山本晃：心の理論を考える．冨田和巳，加藤敬編著，多角的に診る発達障害；臨床からの提言，診断と治療社，東京，2006，pp196-234.

4 心理・社会的治療

前述（Ⅲ章2）したように薬物治療では，丁寧な説明と経過を詳細に尋ねながら薬物の増量・減量や，継続・中止かを常に考える必要がある。これが小児科医の行う心理・社会的治療である。

治療に有効な薬物があるAD/HDでも，まずは心理・社会的治療から始めることが世界的にも勧められており，治療薬のないASDでは当然ながら心理・社会的治療が基本となる。これはほとんどを専門家（心理士，作業療法士や教育者など）が行う。以下，その主な治療技法を紹介する。小児科医には，何を目的にどのような理論で行っているのか，概略を理解してほしい。

対人関係の築きにくいASDを対象にした技法は専門的になるが，AD/HDでは日常の家庭，保育園・幼稚園や学校で彼らの行動特性を根気よく修正し，好ましい行動を教えていくことが基本になるので，小児科医でも行える面がある。また，ASDへの治療の多くはAD/HDやLDなど発達障碍全般にも適応がある。ASDとAD/HDは併存していることが多く，どちらかへの治療というより，子どもの特徴を捉えて好ましい技法を選択するようにする。現実に発達障碍への心理・社会的治療を専門的に実施している機関は極めて少ないので，紹介先の機関が主に行える技法に子どもが適しているか否か，適応について判断することも大切である。

主にASDへの治療技法

1．感覚統合療法

ASDやLDの子どもは手先が不器用で，姿勢をしっかり維持できない，動作が緩慢であるなど運動面の障害がある。その治療のために行う技法として，運動と知覚の関係を神経生理学的見地から分析し，認知・学習・社会的適応性の獲得を目指して，適応反応を引き出す感覚統合療法がある。感覚（p159）は五感（触覚，聴覚，視覚，味覚，臭覚）に加えて，あまり意識されず無意識下で自動的に調整されている前庭感覚（平衡感覚），固有感覚があり，感覚統合では体性感覚（前庭，固有，触覚）に焦点を当てる。感覚は触覚に始まり，より高次の感覚に発達していくため，低いレベルの機能が高いレベルの機能を支え，高いレベルの機能に統合され制御されていく。

感覚統合療法は米国の作業療法士であるエアーズ（Ayres AJ）が提唱したもので，具体的にはブランコ，吊り下げ遊具，スクーターボードなどの遊具を使い，主に子どもの前庭刺激を与えることから始める。

2．TEACCH

TEACCH（Treatment and Education of Autistic and related Communication-handicapped Children）とは，ASDの視覚優位な特性を生かし，認知行動療法的思考（p142）を取り入れ，包括的に長期にわたり多くの手段を使って行う壮大な療育システムである。米国のノースカロライナ州で行われ始めた。我が国では米国発ということで，当初は内容よりも名前だけが先行して信奉されていたが，容易にできるものではない。地域全体で障碍児に取り組む理想的な療育システムであり，日本では極めて一部でのみ行われている。TEACCHは親への教育を含み，学校や地域社会でいかに彼らの生活を支えていくのかを考え，彼らの自立する方向を目指す療育システムであり，名前よりもその基本的姿勢を見習うべきもので，すべてを取り入れられなくても一部は実行できる。

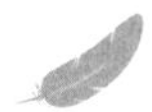

ASD，AD/HDを対象にした治療技法

1．社会生活技能訓練（SST；Social Skills Training）

社会生活技能訓練（SST）は米国のロバート・ポール・リバーマン（Robert Paul Liberman，カリフォルニア大学精神科教授）が考案した治療技法で，日常の社会生活で必要なことを認知行動療法（p142）の理論を基本にして教えていく。前述のTEACCHと同様に，言葉が先行してSSTといわれているが，日本語訳で示すほうが内容は理解しやすい。社会性に問題のある発達障碍の子どもに，年齢に沿った社会的規則や自分の役割を自覚させ種々の

行動を教えていく。極めて常識的な治療で，挨拶に始まり子どもが成長していくのに必要な日常生活で行うことを教え，社会性を身につけさせていく。筆者の見解では，専門的な技術よりも，子どもの特性に合わせて家庭や学校で根気よく親や周囲の成人・年長者が指導・訓練・援助していくことが基本となるので，誰にでもできる方法ともいえる。

2．臨床動作法

成瀬悟政策によって開発された脳性麻痺による肢体不自由児への訓練法から発展した治療技法である。東洋的な心身一如を基本にし，身体から心に入っていく方法であり（西洋は心から身体を考える），言葉より動作で心理的問題を解決していく。私たちがある気持ちを持つと，それが行動に現れると考え，自己肯定感や自信を育てていく方法[1)]で，ASD，AD/HD の子どもにも効果が認められている。緊張からの解放，自己統制感・自己効力感を得る，身体意識の覚醒により現実感・客観的な感覚を得るなど，自己を見つめ洞察を得る効果がいわれている。

従来からの一般的心理治療

1．ペアレントトレーニング（parent training）

日本語訳で「親指導」といえば判りやすいだろう。小児科医なら日常診療でも以前から常に行ってきたものである。

発達障碍の子どもの特性を親に理解させて，好ましい対応を家庭でできるように応用行動分析を基本にした治療で，心理・社会的治療というより教育・指導である。画一的に方法を教えるのでなく，親の性格や家庭環境に配慮して行う点では心理・社会的治療の一種になる。集団で行う場合も多い。

2．遊戯療法（play therapy）

従来から神経症・心身症なども含め発達障碍の子どもに行われてきた治療法であり，遊びを通して健全な精神を育む。個々の子どもの状態に合わせて，遊びの工夫をし，遊具も種々のものを使用する。子どもは遊びで育っていくため，もっとも自然な形の治療法といえる。箱庭療法なども遊戯療法の一種で，発達障碍の子どもにも適応になる場合がある。

3．カウンセリング

従来から心理・社会的治療の代表のようにいわれており，ある程度の健康性を持つ者に会話を通して行う治療法である。ASDでは対人関係に問題があるため，それほど適切に行えない場合も多く，AD/HDでは落ち着いて物事に取り組めないので，障碍の質や程度で適応が決まる。慎重に適応を見定めて行うようにする。

適応には子どもの年齢も重要な因子になるが，思春期になり自分の障碍に悩み始めたとき（p93）には，この療法が求められる。

4．認知行動療法（cognitive behavior therapy）

私たちが自分の周囲で起こる出来事をどのように捉えるかは，性格やそのときの精神状態によってかなり変わってくるとともに，捉え方によって精神状態も変わっていく。物事をよいように捉えるか，悪く捉えるかの違いであり，この捉え方を認知という。よく例に出されるのが，コップに水が半分入っているときに，「まだ，半分も残っている」と楽観的に認知するのか，「半分もなくなっている」と悲観的に認知するかの違いである。出来事を明るく，前向きに捉えるようにし，それに基づいて行動するように指導していくのが認知行動療法である。

神経症や心身症で現在盛んに行われている心理・社会的治療で，とくにうつ病の治療として有名である。前述のTEACCHやSSTにも応用されているように，発達障碍の子どもにも使われる療法であるが，適応は限られてくる。

5．他の各種の心理治療

従来から神経症や心身症には多くの心理・社会的治療の技法が用いられてきており，上記の2～4に紹介したもの以外にも，障碍の特性と年齢により選択すれば適応になる技法がある。

例えば，ASDで過去のトラウマに囚われている例では，EMDR（eye movement desensitization and reprocessing；眼球運動による脱感作および再処理法）が効果的な場合もある。

6．集団治療（デイケア）

心理・社会的治療というよりは，集団により対人関係改善を目指す治療法で，種々の形態がある。筆者は40年ほど前から試み，現在も続けている。当初は不登校児の集団治療として始めたが，時代の変化で発達障碍の子どもが参加し始めると，彼らの特性から普通学級でいじめや疎外感を受けた経験が少しずつ癒されていくだけでなく，指導者の助言や補助で，好ましい対人関係の確立につながるので，障碍の程度によるが，適切に選べば好ましい療法になる。

7．東洋医学的治療

心身医療の場では漢方薬は当然ながら，ヨーガなども取り入れられており，それらのいくつかは発達障碍にも効果がある。鍼灸治療もその一つであり，私たちは現在，日本小児はり学会の協力のもと治療に取り組んでいる[2)]。いまだ症例の集積段階であり，その効果を明確には述べられないが，今後に期待できる治療法だと考える。

その他にも，囲碁がASDに効果をみた例がある[3)]ように，あらゆることが治療になり得るが，適応を専門的にしっかり考えて選ぶ必要がある。技法がよいのでなく，子どもに合うものがよいからである。

これらに限らず，東洋医学の領域では適切に選ぶことで効果のみられる方法はある。一方で，治療者側の思い込みで強制すると弊害が出るおそれがあるので，対象を専門的に選ばなければならない。親子の意思を尊重し，治療者が柔軟な思考で適応を決めることが必須である。このような臨床的な試みは成果を出すことを焦らず，症例数を増やしながら結果が出るのを待つことが大切である。

「この子どもにはこの治療法がよいのではないか」といったひらめきは，治療者の持つ感性の問題になる。

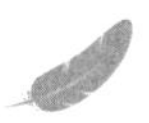

高等学校教育・大学・就職などの支援

発達障碍の急増に合わせて，少しずつながら社会全体で理解が進み，彼らの義務教育後の教育援助をはじめ，就職への援助までが積極的に行われ，それ自体は好ましいが，内容を見極めて利用する必要がある。

教育の場では高等学校はもちろん，大学も，10 年余り前から発達障碍者を積極的に受け入れているところもある。ただし，生徒・学生の数を増やしたいために看板を掲げているような学校もあるので注意しなければならない。

就職支援に関しては以前から公的機関が行っており，重要な役割を担っていたが，最近は発達障碍者の就職支援を行う場が NPO 法人から株式会社まで乱立している。そのため，「本当に彼らの立場になり，適切な指導や就職斡旋をしているのか」と疑問に思うところもあり，注意が必要である（p97）。

文　献

1）日本臨床動作学会・編：臨床動作法の基礎と展開．コレール社，東京，2000.

2）上市茂生：発達障害と小児はり；エビデンス創出へ向けた臨床研究スタート．鍼灸 OSAKA 35（3）: 2019.

3）正岡徹，正岡哲・編：発達障がい児の囲碁治療の試み；宝塚の一年．囲碁梁山泊，大阪，2019.

Ⅳ章

臨床を助ける知識

1 発達障碍と不登校

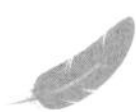

子どもの問題の起源は不登校にあり

現代では子どもの問題がしばしば大きく取り上げられるが，最初に注目されたのは，不登校（当初は「学校恐怖」か「登校拒否」と呼ばれる）だったと考えている。筆者は，子どもに問題が生じた場合，日本ではとりあえず不登校の表現をとると考え，30 数年前に「登校拒否は日本の文化」（図Ⅳ-1-1）と独自に定義[1]し，その後「不登校は暦年齢に相応しい社会に適応できない状態」と新たな解釈[2]を加えた。これは現在のニートやフリーター，引きこもりは，ほとんどが不登校（とくに中学校時代）が起源にあるという筆者の見解による。

この子どもの問題の多くは不登校として現れやすい現象は，時代の変化で表現も少しずつ変わり，その奥にあったものが数の増加でみえるようになり，「現在の発達障碍に行き着いたのではないか」と 10 年ばかり前から考え

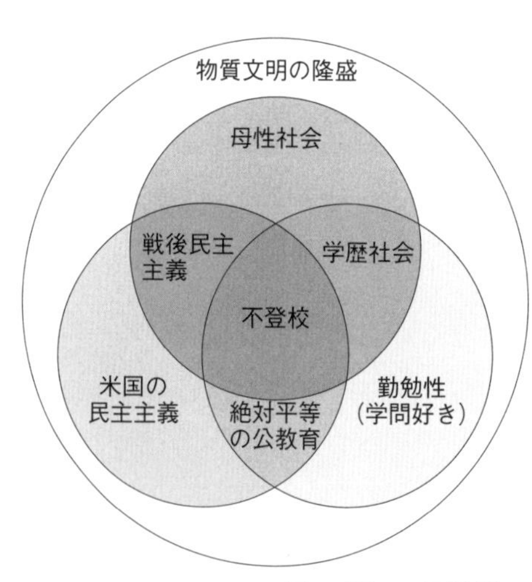

母性社会（p29）と勤勉な民族性の日本に，西洋の伝統に根差した民主主義でない「米国の民主主義」が戦後に入ることで，そのプラスの作用が物質文明の隆盛をもたらし，マイナスの作用として登校拒否（不登校）が出現したと論じたのが，筆者の「登校拒否は日本の文化」論である。

図Ⅳ-1-1　不登校は日本の文化
（こども心身医療研究所・編：小児心身医学；臨床の実際．朝倉書店，東京，1995，p202．より引用）

るようになった。
筆者の臨床経験に根ざした思考の変化から，不登校を通して発達障碍をみる。

 身体疾患と診てしまう小児科医

筆者が不登校に関心を向けるようになったのは，医学部を卒業して約８年，昭和 50（1975）年頃である。きっかけは，不定愁訴（身体症状，p29）で診療所や病院を受診する子どもが不登校という顔をみせないため，医師が身体疾患をみつける検査を延々と実施したり，無駄な薬物を処方したり，時に入院させ身体疾患と誤診している現実に気づいたことによる。小児科医が不登校に気づかず，不定愁訴を身体面から身体疾患として診ることで，子どもたちの状態が変わらないどころか，悪化に手を貸す現実を，日本小児科学会誌に「医原性登校拒否」と命名して発表したのが昭和 51（1976）年である[3)]。当時は心因性による身体症状など，ほとんどの小児科医は気づかない時代であり，成書にすら「原因不明の腹痛は外科的に開腹すること」と書かれていた。そのため，不定愁訴である腹痛を急性虫垂炎との診断により手術された例はかなりある。

昭和 50 年頃は，文部省（現在の文部科学省）が発表する不登校児の数は年間 10,000 名前後（年間 50 日以上の欠席者を学校から報告させていた数。現在は年間 30 日になっている）で推移していたので，現在の 1/15 程度で，まだまだ一部の現象であった。精神科医，心理士，教員など専門家の考えは，昭和 16（1941）年に世界で最初にこの現象を発表したジョンソン（Johnson AM）（米国）[4)]の「分離不安（母子双方が互いに別れがたい，別れる不安）」が原因である神経症と捉えていた。ジョンソンに次いで，種々の要因が心理士や精神科医から発表されたが，それらは「自己像脅威論」「抑うつ」など，子どもの内的な心理的動きに焦点が当てられていた。これに加えて我が国では，学校に通えない現象から，学校に原因（受験勉強，偏差値教育，厳しい校則など）があるとする意見も強く出されていた。この登校拒否を我が国で最初に発表したのは，昭和 34（1959）年の佐藤修策とされている[5)]が，これには諸説があり定かではない。少なくとも戦後の混乱期を脱し，「もはや戦後でない〔昭和 31（1956）年の『経済白書』の序文〕」といわれた頃から少しずつ増加し始め，話題になった現実からも，この現象に物質的豊かさが強く

関係していたのは間違いない。ちなみに米国でこの現象が最初に発表された昭和16（1941）年は日米開戦の年であり，米国では豊かさがすでに他の国以上に達成されていた。

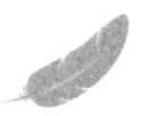 原因は対人関係の困難・拙さ

筆者はこの現象に直面しながら，心理学・精神科学を通して「心因」を学ぶことに必死であったが，やがて不登校の子どもを取り巻く環境（家庭や学校など）に注目するようになり，学校に行けない原因の多くは「小集団（学校・学級）での対人関係に困難を覚えているから」と考えるようになった。とくに，この現象が毎年のように増え続けている事実から，彼らを取り巻く環境（社会）を重視し，心理機制以上に，社会生活（子どもでは学校生活）での対人関係の拙さこそが最大の問題だと考えるようになった。当時はそこまで思い至らなかったが，対人関係に注目した点が，現在の発達障碍激増の時代を見通していたといえなくもない。人間にとってもっとも大きいストレスは対人関係によると気づいたのである。

同じ頃，保健所に勤めていた仲間の小児科医が，当時は我が国では珍しい「被虐待児」にかかわっていた。筆者は米国における虐待の異常な多さは社会・文化の違いによるもので，日本ではそれほど問題にならず，不登校は逆に増加していくだろうと推測した。実際，不登校はその後，急激に日本でのみ増加し，平成13（2001）年に13万8,722人になり，全生徒数が減少するなか，常に10万人を超え，義務教育後の高校や大学でも増加していた。この事実から，文化から診る視点が正しいということが証明されていると考える。その後，文部科学省の発表では不登校の数はやや減少傾向にあったが，平成30（2018）年には16万4,528人になり過去最高となったが，生徒数の減少を考えれば依然として増加が著しいといえる。

最近の日本社会は独自の善さを急激に失くしていく環境（Ⅱ章）となり，米国に比べればまだ少ないものの，我が国でも被虐待児が増加する現象がみられている。近年は発達障碍と虐待の関連性も強くいわれるようになった[6)]のを考えると，当初に筆者が考えた日米の文化差以上に，現代日本を含む欧米型先進国に共通する物質的豊かさや，民主主義の欠点がより大きな原因になっているのではないかと筆者は考える。

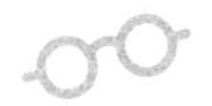

表現・現象の芯にあるもの

60年余り前に不登校として表現され始めた子どもの対人関係の問題が，現代の発達障碍急増につながっているのではないかという筆者の考えは，10年余り前に導き出されたものである。60年前の社会では子どもの「対人関係障害が，学校に通えない行動」として表現されたが，時代や環境の激変により，不登校に留まらず，さらに芯にある発達障碍的要因がより明確に表面に噴き出してきたのではないかと考えるようになった（図）。

筆者らの施設に不登校として来所する子どもの多くに，現在は基礎に発達障碍的問題があると思われる例が多くなっていることもこの考えを正当化するだけでなく，発達障碍の子どもが不登校になる場合も多い。いずれにしても，発達障碍と不登校は密接に関連しており，この2つの視点から診ていく必要がある。

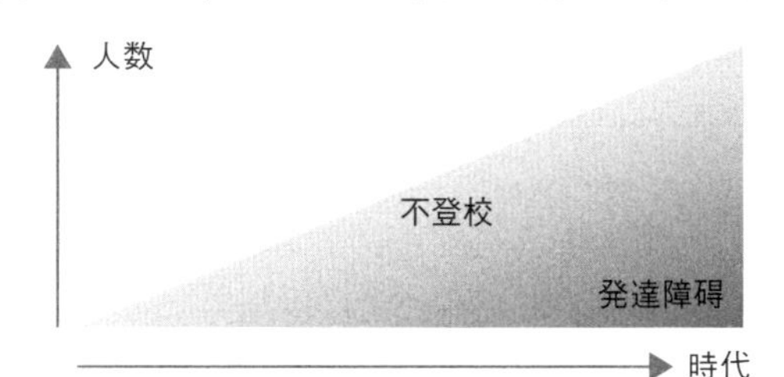

増え続ける不登校と発達障碍のイメージ

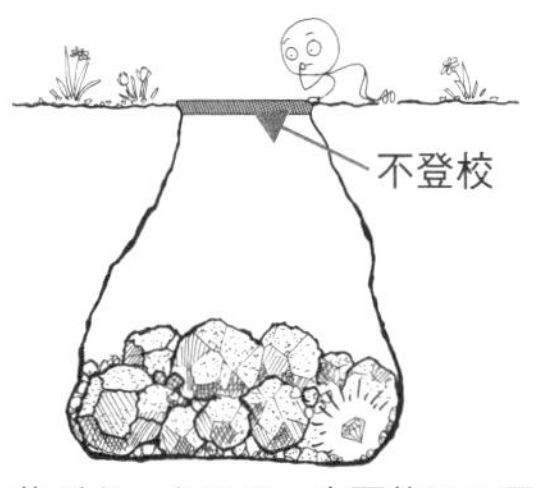

蓋があったので，表面的には不登校が見えるのみであったが，蓋を取ると，穴の奥には石ころ（発達障碍）が多く，よく見れば光輝く石もある

図　不登校の芯にあるのは発達障碍だった

文　献

1）冨田和巳：登校拒否は日本の文化．第1回秋季セミナー（岡山），口演，1991.
2）冨田和巳：学校に行けない／行かない／行きたくない；不登校は恥ではないが名誉でもない．へるす出版，東京，2008.
3）冨田和巳：医原性登校拒否の35例．日本小児科学会雑誌 85（4）：408-417, 1981.
4）Johson AM, Falstein EI, Szurek SA, et al：School phobia. Amer J Orthopsychiat 11（4）：702-711, 1941.
5）佐藤修策：神経症的登校拒否行動の研究；ケース分析による．岡山県中央児童相談所紀要 4：31-37, 1959.
6）杉山登志郎：子どもの虐待という第四の発達障害．学研プラス，東京，2007.

2 人間を育む愛着と発達を歪める虐待

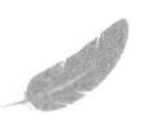

あらゆる医学に心は必要

我が国で医学は自然科学と考えられており，科学的であることが重視され，心（精神）はしばしば視野に入らないか無視される（p3）。医学は個々に異なる人間（患者）を，一定の条件など作るのが難しい状況で，これまた個々に異なる人間（医師）が観察して，可能な限り原因を追究していくので，とても自然科学とは呼べない。子どもに多いウイルスや細菌による感染症は，ある程度のところまでは科学的（どのような種類なのか）に追求できるが，感染する者や，発病するか否かは科学だけで云々できない面が大きい。ある程度目に見える身体の病気でも，目に見えない種々の要因が影響しており，現実に病気は個人の体質だけでなく，環境やそれに反応する個人の「心」が大きく関与する。我が国でも昔から「病は気から」といわれていた所以である。最近のようにすぐに EBM が唯一無二と叫ばれれば，確実に医学から心や社会が忘れられていく。医学教育や医療の場でもこの影響を強く受け，身体に比べて目に見えない心は視野から消え，むしろ得体が知れない厄介なものと考える医師が多くなっている。その結果，臨床ではかえって判らないことが多く出てくる。

1．多くの医師は心を毛嫌いする

身体疾患を主に診る医師は，医学部ではほとんど身体中心の講義を受け，日常臨床で主に扱うのは，形が目に見える細胞の変化による疾患である。これに対して心については，精神科で習うにしてもその量は身体の疾患群に比べて極めて少ないので，結果的にほとんど学んでいないといってよい。さらに医学部は理系のために，医師の多くは科学的・論理的思考に親和性があり，国語や社会の苦手な者が多く（p99），具体的に想像できる身体の問題に比べて，目に見えない文系の心理・精神を毛嫌いするか，多くが「判らない」

と敬遠するようになる。文系の人間が数学を苦手とするように…。

2. 精神科で子どもの心は重視されない

精神科の授業は，成熟した後に一部の成人に出現する人格崩壊による「精神の病」が中心になり，病理的心の変化に焦点を当てていく。この結果，多くの普通の人間の発達途上での心の変化や環境による心の動きはそれほど重視されず，あまり関心が払われないようにみえる。これが，精神科医で子どもの心に興味を持つ医師が極めて少ないことにつながり，児童精神科医が少ないだけでなく，精神疾患以外の心因性疾患（神経症と心身症）も重視されない現状を作っていると考えている。これは小児科医としてこの分野を40年ばかり経験した筆者の実感による。

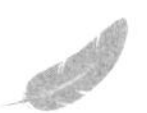

心の発達を身体から考える

子どもの発達障碍や心身症など「心」が大きく関与する病態は，精神疾患ほど心が障害されていないので精神科医からはあまり関心を払われない。一方で，小児科医から敬遠され適切に診られてこなかったのは，前述してきたようにあまり心を扱わない医学によっていると考える。そこで，身体から心を考える筆者の「心の育ち方図示仮説」を紹介し，小児科医の心に対する苦手意識を失くしてもらいたい。

基本は目に見えない心も目に見える身体から進化したものと考え，少しでも心を身近に感じてもらうとともに，人の一生を支配する母子関係の重要性を認識し，より発達障碍への理解を深めてもらう目的がある。

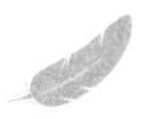

心の起源は宇宙

私たち人間は生物であり,「生」きた「物」と書くように基本は物である。この世は宇宙から成り立ち，宇宙は138億年前のビッグバンで出現したとされている。エネルギーの爆発で物質が出現したこのときを，この世の始まりと考える。物は目に見えるので，これは理解しやすい。やがて46億年前に太陽と地球がこの銀河系に出現し，38億年前に地球に生命が誕生する。最初の

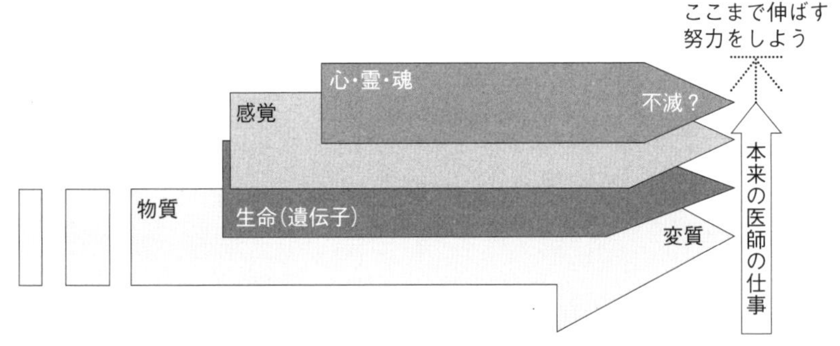

図Ⅳ-2-1　物から芽ばえる心の過程（地球の誕生に似ている）

下部にあるものが充実（進化）して，上部のものが出現してくる。したがって，下部が基本になる。しかし，上部のものが下部のものを支配している。医師は身体と命を扱う職業だが，患者の訴えの多くは感覚であり，医師の診察も聴診・視診・触診と感覚を活用して行う。つまり，物・命・感覚までを診る医師が，これを少し広げて心まで診るようになるのは，それほど難しいことではなく理想の医療に近づく。

（冨田和巳：小児心療内科読本；わたしの考える現代の子ども．医学書院，東京，2006，p200．より転載・改変）

生命である原始細胞は進化し続け生物になり，最終的に人間にまで行き着く。

つまりこの世は「物」に始まり，長い年月を経て，そこに生命が誕生し，ここから感覚，反射，神経の発達がみられ，ついに心が芽生え，さらに人間では魂や霊までを持つようになる（図Ⅳ-2-1）。目に見えない心も起源は，目に見える物であり，見えない機能の進化で，「物から成り立つ人間」を大きく支配する。実際，神経細胞からなる脳も私たちの身体の一部である以上，そこで芽生えている心は，身体起源であり物からできていて当然である。

 心の発達

子どもの心の発達は，エリクソン（Erikson EH）やピアジェ（Piaget J）をはじめ，これまで心理学者や精神科医が種々の学説を唱えてきた。ここでは，心の専門家でない小児科医の筆者が摂食障害を診ているなかで考えた「心の育ち方図示仮説」（図Ⅳ-2-2）を紹介する。臨床経験をもとにした考えで，いかに感覚（触覚）が大切かを示している。

A

①人間は受胎した瞬間から，自然界に肉体と生命を持った身体として出現
②感覚は明らかに身体に所属し，受胎後4～5カ月で出現し始めることが判っている
③誕生時点で確実に身体と感覚を持つが，心は持っていないと仮説する

B

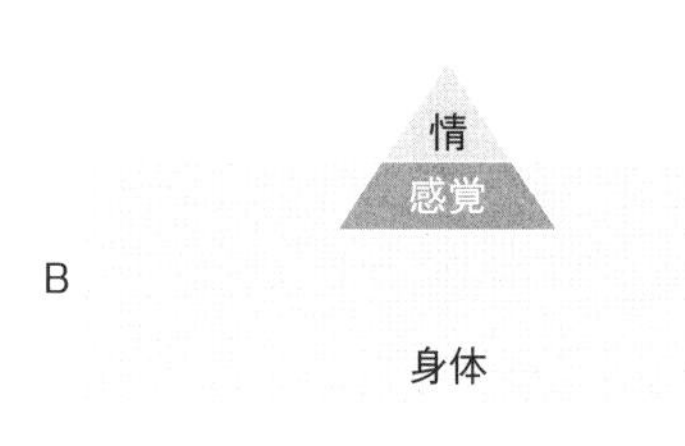

④空腹などの感覚を泣くことで訴える(表現)
⑤母親が適切に受け止める（good enough mother）
⑥温かい乳房から母乳が与えられる（触覚が重要）
⑦子どもに快い感覚が生じる→情動・情緒
心（知情意）のうち，まず「情動・情緒」が出現してくる
⇒心の芽生えと考える（仮説）

C

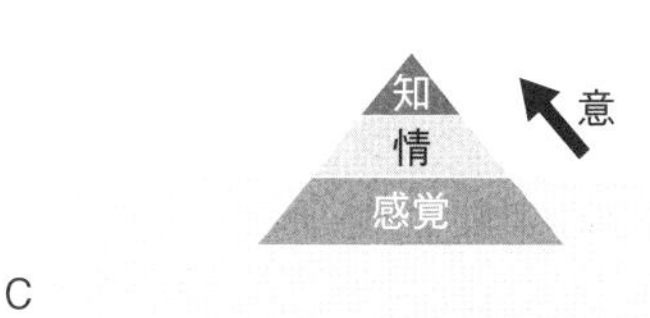

⑧成長にともない好奇心（知）が芽生える〔知も感覚（主に視覚・聴覚）を通して得られる〕
⑨「情」の上に「知」が出現する
⇒心が豊かになる
⑩意欲的に知的なものを求める（正常の発達）
「意」は意欲であり意思である

D

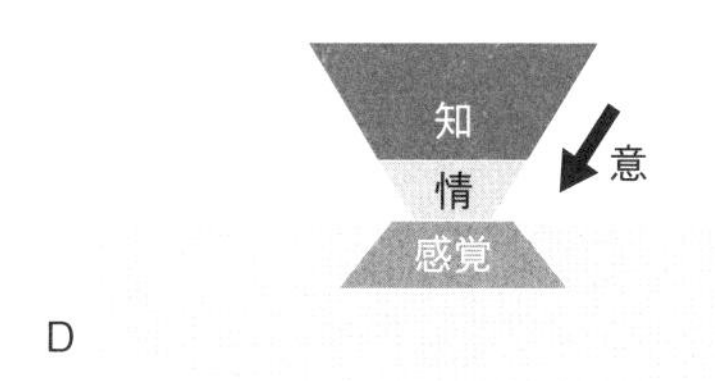

⑪心身症の子どもは「知」が勝っている
⑫不安定で「意」は下方に向かって安定化を図る（ホメオスターシス：恒常性）

図Ⅳ-2-2　**心の育ち方図示仮説**

(冨田和巳：小児心療内科読本；わたしの考える現代の子ども．医学書院，東京，2006，p202．より転載)

1．人間の出現と感覚の芽生え

人間は精子と卵子が母親の胎内で出合い受精したときに，「生命が宿った

物質」として母胎内ではあるが自然界（この世）に出現する。胎児は母胎内で各器官が発達形成され，生後４～５カ月になると，未熟ながら感覚は胎児の身体に芽生えてくる（図Ⅳ-2-2-A)。その後，感覚は成熟していくが，胎児では「心が育っていない」と仮定する。

胎児は母親から胎盤を通して酸素と栄養を得て成長していくが，生まれ落ちた直後に肺呼吸に変わり自発呼吸を始める。次に，身体を維持し成長させるために必須である食物（母乳）を得るために泣いて空腹感覚を母親に訴える。泣くことが人間の最初の表現である。空腹以外にも「抱いてほしい，不快である」など未分化ながら種々の欲求はすべて「泣く」という表現をとる。ほとんどの母親は，当初は戸惑っていても，微妙な泣き方の違いや時間から，子どもの違った欲求にそれなりの対応をしていく。子どもは泣くだけだが，自分の欲求や感覚の区別を母親の対応の違いから覚え，自分の表現方法が正しかったと思い，自分の思いを適切に表現する能力を成長させていく。そのため，このときに母親は子どもが何を求めているのか察知して応えないと，子どもは自分の表現に自信を持てないだけでなく，反応が返らないことに失望し豊かな心が育ちにくくなる。ウィニコット（Winnicott DW）はこれをgood enough mother（ほぼよい母親）と命名した。何も特別優れている母親でなく，普通の母親でよいという意味である。赤ちゃんの泣き声に適切に応じるという当たり前の行為が，その後の発達に極めて大きな働きをすると，現代ではとくに教えなければならない。

同時に赤ちゃんは，母親の乳房を通して伝わる心地よい触覚と授乳という適切な対応を受け，空腹感を満たされて満足感を持つ。この満足感は「情動・情緒」であり，「自分は望まれた存在」で「生まれてきてよかった」という自己肯定感を芽生えさせる。これが自信の基であり，やがて自尊心につながっていく。愛着という母子関係の親密さから芽生える何ものにも代えがたい絆の形成であり，この社会でもっとも大切な相手を信頼する対人関係の基本が作られる。この信頼関係が構築できると，子どもは母親の存在を「よいもの」と認知し，世界を肯定的に捉えることが可能になり，その後も物事を「よい」ようにみる認知力が育っていく。基本になる母子関係が不足したり，歪められたりすると自尊心が形成されず自信もなく，何よりも自己肯定感が育たないため，他人をよいものとみられなくなるだけでなく，その後の対人関係の広がりが障害されていく。私たち人間の周囲で起こることのほとんどは対人関係によっているので，それを肯定的に捉えるよりも歪んで認知しがちになる。

胎児期や出産時に問題があり，発達障碍的素因を持った子どもは，その歪みがさらに増強していくと考える。

2．知情意（心）

日本語で心を表す言葉として「知情意」という言い方がある。赤ちゃんに芽生えた「心地よい情動」は，この心を表す言葉のうちの「情」になり，感覚を土台にして身体という確固たる土台に接触して心が芽生えると考える（図Ⅳ-2-2-B）。この身体所属の感覚と情（心）の密着を強調することが，この図示の目的である。臨床を通じて子ども（実は成人も）の多くの問題に通底するのは，この密着に弱さや不足があるために出現していると考えられる。すなわち愛着障害である。

こうして，「自信・自尊心」「表現」という，個人が社会生活を送る基本に必要な能力と心のあり方が，新生児期から乳児期にかけての母子関係で生まれ育まれ，何よりも大切なものになっていく。

子どもは母乳を飲み母親と密着した関係で情緒が満足すると，しばらくは出産の疲れから眠ることが多いが，やがて本来備わっている知的好奇心を活発に働かせ，自分の周囲へ興味を持ち始める。これが「知」の芽生えであり，知は情の上に乗って出ると考える。知も触覚・聴覚・視覚を通して得ていくので，まさに感覚は心の基本と成長の要になる。この好奇心を満足させ，知を豊かにする方向に意欲・意思が働くように人間は創造されている。このとき，意は上向きに働く力であると考えると，心は身体感覚を土台にして情から知の方向に向かう上向きのエネルギーによって，豊かに成長していくと考えられる（図Ⅳ-2-2-C）。この図で判るのは，身体というもっとも重要な土台に芽生えた感覚の上に，情が大きくしっかり密着し，その上に知が乗るピラミッドのような安定した状態にさせることで，心の健全な発達がなされることである。

社会の進歩に伴い，覚えるべき「知」も多くなり価値も置かれるので，その集積によって知は大きく・重くなり，図Ⅳ-2-2-Dで示したように頭でっかちで不安定になっていく。そのためこれを支える感覚と情の結びつきをさ

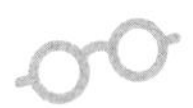

母子関係の構築における危機感

「知」の大きくなっている現代では昔以上に，新生児期・乳児期の触覚を通した母子関係を大切にしなければならない。しかし，現代日本社会では反対に弱められていく傾向にある。スマホを片手に画面に集中しながら，赤ちゃんにミルクを飲ませ，子育てのアプリを子どもに見せる母親が出現している。乳幼児期の感覚と情の結びつきを母子間で強化することこそ，幸せな人間を創る基本になる。

らに強固にしておかなければならない（家屋の基礎工事の大切さに似ている）。心身症はこれがさらに極端化した状態と考える。

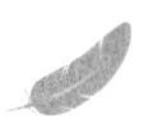

乳幼児期（2歳まで）の重要性

日本に「三つ子の魂百まで」という諺があるように，世界にも乳幼児期の重要性を示す諺が多くあり，民族が違っても乳幼児期の育児の大切さを訴えている（表Ⅳ-2-1）。「三つ子は3歳児」との誤解のうえに，「『3歳児神話』の崩壊」などと母親が子育てを主にすべきことを否定する向きもあるが，これは数え年の時代の諺なので，三つ子は満年齢では2歳になる。この諺の真意は「満2歳までの育ち方が一生を支配する」という意味であり，これは主には母親によってなされる育児の重要性を示している。中国も数え年である

表Ⅳ-2-1　世界の乳幼児期の重要性を指摘する諺

- 3歳の子どもをみれば老後が判る（中国）
- 3歳までの重要な経験は生涯続く（ドイツ）
- ゆりかごの中で覚えたことは墓場まで持っていく（英国・米国・その他）
- ゆりかごを動かす手は世界を動かす（英国・米国・その他）
- 幼いときに学んだことは石に刻まれたようなものだ（ヨルダンなど）
- ミルクとともに入るものは，魂とともに出る（ウズベキスタン）
- 子どもの頃に食べた蜜の味は，いまだに舌に残る（ケニア）
- 教えてくれる人が誰もいない者に人生はない（フランス）
- 芽を見て実を知る（エストニア）

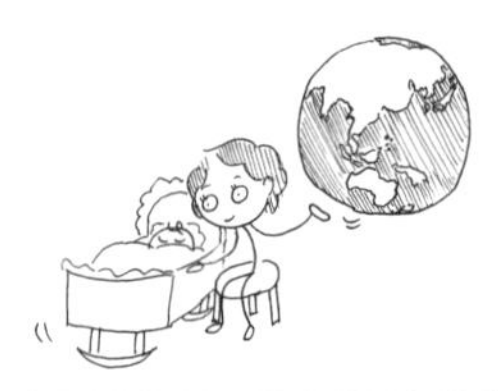

ため，2歳までが大切と表現し，ドイツは文字どおり3歳である。英米で表現されている「ゆりかご」は1歳までを示して主に使われているとすれば，1歳までが大切と強調していることになる。アングロサクソンらしく，世界的視野がみられる。いずれにしても国（地域・民族性）による多少の違いはあるが，ほとんどの国で子どもの2～3歳までが重要と人類は考えたのである。

ここで子どもの生まれる時期を考えてみる。人間は「未熟児（未熟なまま）で生まれる」とか「10カ月の早産」といわれてきた。その理由として，「賢くなり過ぎて巨大化した脳は成熟まで待つと産道を通れないから」とも，「早く現実世界に出てよい刺激を受けたほうが賢くなるから」ともいわれている。何も自分ではできずに，すべてを母親に頼らなければ生きていけない状態で人間はこの世に出てくる事実は，現代ではもう少し認識される必要がある。つまり生後約1年間は母親の胎内にいるほうが身体面からの発達には好ましいので，それと同じ状況を新生児にも与えなければならない。つまり，徹底的に母親の面倒が求められ，舐めるように可愛がられなければならない。出産で母子の分離があっても心身ともに一体化した，触覚が主役になる状態が何よりも大切になる。環境的にも自然に満ちた快い刺激（温かい光や小鳥の声など）が与えられなければならないため，騒音，怒りの声（両親の喧嘩が最悪な刺激）にはじまり，スマホによる発光体や人工音などの刺激は好ましくない。

子どもは1歳を過ぎると歩けるようになり，言葉を少し理解して，幅はあるものの2歳前後でしゃべるようになり，走れるようにもなる。この世は危険に溢れているので，命を守るには走れなければならないし，言語を持つ人間は他人の言うことをある程度理解することで，「人間らしく」なる。つまり2歳で何とか人間社会で生活できる機能をすべて持つ状態に成長できると考えれば，そのときにはすでにその後の人生が決まっていると，昔の人々は考えたのである。表Ⅳ-2-1に示した各国の諺のうち具体的に年齢を示しているのは日本・中国・ドイツであるが，おしなべて乳幼児期の重要性を訴えている。2歳までの子育ての重要性はいくら強調してもし過ぎることはない。できれば，母親が育児に専業してこの大切な時期の世話をするのが望ましい（p50）。

しかし現実は，働きに出る母親が多く，スマホなどが中心になる生活を送ることなどから，母子の触覚を通した関係を作る時間が少なくなり，感覚と情（心）の結びつきは脆弱で，愛着形成が乏しい社会になっている。発達障碍をはじめ子どもの問題が増加し，そのような育ち方をした子どもがすでに成人になり次世代を育てているのだから，社会は精神的に悪化の傾向にある。これでは，子どもの問題が多く出現するのは当然で，これは問題のある成人を作ることにもつながる。

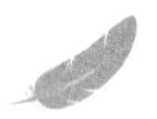

社会で生きるとは

人という字は「互いに支え合う」形になっており，また人間とは「人の間」と書くように，独りでは生きにくいことを示している。多くの動物は共同体を作って生きており，高度な文明・文化を持つ人間ではさらに他への依存度が高いため，互いが複数の相手と一緒に過ごし協調することが大切である。そのため，保育園・幼稚園から学校という集団が社会での対人関係形成に重大な役割を持つ。出生直後に始まる一対一の母子関係（二者関係）に父親が加わる三者関係から，兄弟姉妹，祖父母との関係から家の外に出て複数の人との関係に発展し，集団まで広がっていく。母子関係は受胎したときから始まるもっとも大切で基本的関係であるが，社会性という点では出生直後からを重視する必要がある。私たちが複雑な社会生活をつつがなく送れるようになるには，この対人関係が年齢に応じて適切に成長していかなければならない。発達障碍に限らず，ほとんどの人の精神的な悩みやそれによる疾患は，対人関係のつまずきによるため，2歳までの母子関係が大切になる。

人間は複雑な社会を形成し，一人で生きるよりも快適な生活を過ごせる一方で，他人と一緒に生活するために相手の立場を考える心が必要であり，これはその社会の持つ一定の規範に合わせて生きることで，現代先進国では簡単にいえば「我慢」になる。「我慢」をすることが年々減っていく現代では，まさに対人関係を悪くし発達障碍を増加させている大きな要因と考える。「他人と共同生活するための好ましい対人関係」の形成が難しくなった現代である。

表Ⅳ-2-2　人生を送るためにもっとも必要になる心のあり方

①自尊心〈自己肯定感・自信→信頼感（愛）〉 ➡主に母親から出生直後に与えられる
②表現力〈自分の気持ちを上手に表現できる〉と認知力（外界の現象の捉え方） ➡個人の素因（能力）に影響される（発達障碍ではここに最大の問題がある）
③対人関係〈集団内で他人と適切な関係を持てる〉 ➡社会でもっとも求められるもの
●①＋②≒③の式が成り立つ（好ましい①と②が好ましい③を作り上げている）

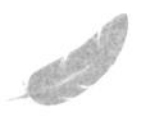

基本は自尊心（自己肯定感），表現力・認知力，対人関係

筆者が考える「人間に求められる3つの基本的能力」を表Ⅳ-2-2に示す。

この考えは40年以上前の不登校児を診ていた頃に臨床から実感したもので，当時は発達障碍の概念を持っていない時代であったが，発達障碍でも基本は同じと考える。①の自尊心は母親から最初に与えられるもので，人間が存在するための基本になる。発達障碍では②の表現力に生来の問題があるので，よけいに自尊心を十分に与える必要がある。現実には表現力の拙さが自尊心の芽生えをも不十分にするので，その結果③の対人関係が悪化して彼らはさらに生活しづらくなっている。

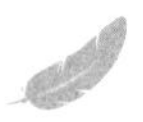

基本は触覚

人間に必要な基本的能力は母子関係で作られ，それにもっとも重要な働きをするのが感覚，とくに触覚である。

いわゆる五感は視覚・味覚・聴覚・臭覚と触覚だが，触覚以外は特定の器官がそれを感じ，しかも能動的に自分が感じるのみだが，触覚は全身に受容体があり，「触る・触れられる」，つまり能動・受動は同時に起こる唯一の感覚である。この能動・受動が同時に起こること自体，自分と相手が双方で感じる，つまり対人関係そのものになる。これが年齢に応じて育っていないと，集団での対人関係に困難を感じるから，発達障碍を含め子どもに多くの問題が生じる。成人の精神的問題にも大きく関係している。

現代では視覚・聴覚が重要視され，実際に私たちはこれを活用して多くのことを学んでいるが，最初の生物である単細胞は細胞膜を通して触覚で外界を認識し，危険から身を守るとともに，生きるための糧も細胞膜を通して取り入れていた。細胞膜が外界と接触することで行われる基本的な営みこそ，生物の誕生から重要なものであり，生きていくために必要不可欠な基本的能力になる。やがて細胞が集合して原始的生物に発展し，触覚だけでなく視覚，聴覚，臭覚，味覚が出現した。それらは生きていくための基本的機能であるために，細胞の集合体の「生物」が形成されるにつれ，細胞膜の働きは表皮が担い，触覚をそこに残して，他の感覚は特定の感覚器として独自の働きを始めるとともに，それらを統合する伝達回路は大切なものとして保護され，身体の中心部に移行し，やがて脊髄になった。高度な生物になるにつれ，脊髄の働きがさらに重要になり，先端に各感覚の司令塔が作られ，機能が集中することで中枢神経（脳）が形成された。その働きはより高度な生物である「人間」で頂点に達する。もっとも基本になる感覚を担う皮膚ともっとも高度なあらゆる機能を統合する神経はともに外胚葉系である理由もこのためであり，皮膚（触覚）があらゆる感覚の基本で重要なものであるとともに，高度な働きをする神経（心）にも通じていく（図Ⅳ-2-3）。

この感覚の発達（進化）をみても，基本になる触覚を重視し大切に育てなければならない。子どもは安心できる母子関係（愛着）に満足すると，知的好奇心を満足させ身体を動かしたいので戸外に出て，自然のなかで触覚を活用した遊びをしながら，生きていく能力を育てていく。砂遊び，昆虫を捕

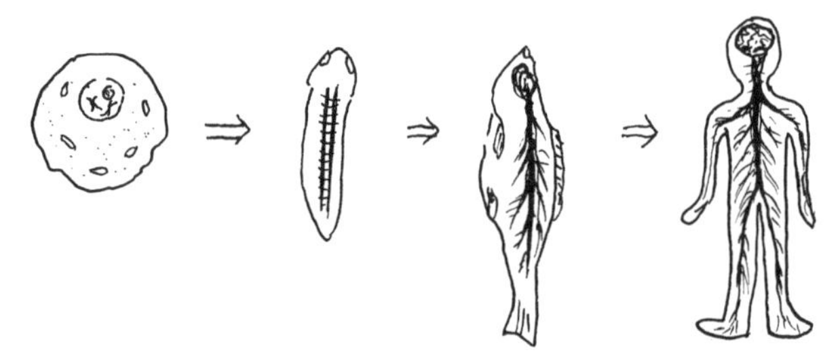

図Ⅳ-2-3　地球（物）に初めて出現した「生」は単細胞

- 生命体は外界（環境）と細胞膜で接して，栄養を取り入れ/危険から身を守る→生きるために触覚は必要不可欠の唯一無二の機能（基本の基本）
- 現代の子育てではこの基本を無視して触覚を大切にしないので，問題が噴出する

る・掴む，木登りなどすべて主役は触覚である。このような自然のなかでの触覚を使った遊びは年々失われ(p61)，現代ではネットゲーム，スマホなど，視覚と聴覚ばかりを刺激し，指先の反射神経を使うのみの生活になり，日光に当たる機会も減少している。現代は子どもの周囲からはあまりにも触覚が抜け落ちている。

現代先進国の触覚に重きを置かない社会が，発達障碍をはじめ多くの問題を噴出させている最大の原因になるというのが，筆者の基本にある考えである。常にあらゆる現象や物事は基本に返って考えなければならないと主張してきたが，もはや手遅れの感である。生命の始まりである原始細胞の膜にあった唯一の感覚である触覚が生死を握っていた事実から，進化して頂点に立った人間でも基本の触覚を大切にしなければならないこの共通性は，実に暗示的である。

なお，ここまで述べた五感に加え，重力や加速度，あるいは身体の傾きや動きを感じる「前庭覚」と，筋肉や関節の状態を感じる「固有覚」は身体の内部からの刺激を受ける感覚で，通常は意識していないが，これも人間生存に重要な感覚になる。「感覚統合療法(p139)」では大きな役割を担っている。

愛　着

愛着はアタッチメント（attachment）と呼ばれる機会が多くなったが，これはフランス語の attachier（しっかり固定する）から来ているように，日本語訳は極めて適切な言葉でかつ簡潔でよいから，こちらを使うべきである。

愛着とは基本的に，子どもが最初に母親との間で触覚を通して形成する強い結びつきのことで，好ましい母子関係により自然に作られていくものである。この絆は子どもの安心感や他の人（最初は母親）を信頼する気持ちを形成し，他の多くの人々との好ましい関係に広がり，安心して社会への関心を広げていく。

愛着の障碍は育児放棄による愛情遮断（愛着障害）といった言葉で表される状態で，育児放棄（neglect）や不適切なかかわり（maltreatment），虐待（abuse）といった，主に英語で表される状態である。多くの場合，致命的な障害を出し，成人にまで持ち越されることも多い。とくに問題になるのは，初期に何の問題も出ていないようにみえて，思春期からそれ以降に問題が出

表Ⅳ-2-3　虐待の種類

①身体的虐待	内臓損傷，骨折，頭部外傷，乳幼児揺さぶられ症候群（shaken baby syndrome），擦過傷・挫傷・皮下血腫などの外傷，熱傷
②性的虐待	発見は難しい：若年妊娠・外性器の外傷など
③養育放棄（neglect）	汚い衣服，予防接種の未接種，体重増加不良・やせ・低身長など発育不全
④心理的虐待	言葉の暴力（否定的，拒否，蔑視，無視）や持続する軽度な否定的言動，あからさまな兄弟姉妹の比較，能力以上のものを常に強制するなど

てくる場合である。彼らの幼児期に受けたトラウマをいかに癒していくかは極めて専門的であり，長期の治療・指導が求められるので，適切な公的機関に委ねる。最近は被虐待児が発達障碍と似た症状を出すことも知られるようになり，第四の発達障碍とさえ呼ばれる[1)]。発達障碍の子どもは叱責されたり怒りを向けられたりで，大げさにいえば虐待的対応を親から受ける機会が多いので，虐待と発達障碍は相互に強い関係がある。脳内の変化も両者の間で類似性があるとされている[2)]ように，発達障碍を考えるうえでは無視できない。

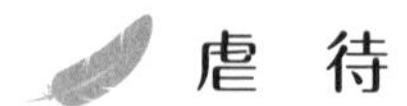

虐　待

1．虐待の４つの形態

虐待の基本にあるのは，本来我が子を可愛がる母性が出ないか乏しい状態で，環境に大きな問題が加わると，悪しき母性（山姥）[註1)]が表面に噴出して生じるもので，我が子への極端ないじめ（虐待）で，死に至る場合もある。表Ⅳ-2-3に示すように虐待には大きく４つの形態があり，主に実の両親からなされる場合をいうが，現在はいかなる者からなされても虐待と呼ぶ。

①の身体的虐待は，一般外来に受診した子どものなかに，不審な外傷や，同じような外傷で頻回受診している場合は疑わなければならない。親の態度や説明する状況に不審なところがあるか否かも重要な情報になる。子どもは

註１　山姥：民話に基づく山に棲む怪物で，里に下りてきて子どもを喰らう。ここでは行き過ぎた母性の恐ろしさを表現している。

異見：被虐待児に関する問題

虐待は豊かな現代社会における大きな問題であり，子どもの心に取り返しのつかない傷を与える。簡単に述べられない面も多々あるが，以下のようなことも増えている現状を筆者の臨床経験を述べながら，一般に指摘されていない問題を紹介する。

被虐待児が重視され種々の報道がなされると，子どものなかには親から叱られると，すぐに「虐待だ」と叫び，これを近所の人が聞きつけて通報すれば，多くの場合，虐待として子どもは保護される。この保護も虐待が疑わしい場合は適切な処置になるが，発達障碍の子どもが親の叱責から逃れたいためだけに叫んでいることがある。これを適切に判断する能力が関係機関（子ども家庭支援センターなど）になければならないのだが，マスコミなど外部から非難されることをもっとも恐れ適切な判断ができていないと思われることもある。その結果，子どもの問題の本質をみるよりも，自分たちの組織を守ることを最優先しているかのような行動をとる場合もある。

筆者もこうした関係機関の不適切な対応のために，順調に進んでいる治療を中断させられ損なわれた経験をしている。このとき，父親からの通報で，主治医である筆者が関係機関にこれまでの経過などを述べて，「子どもは軽い発達障碍があり虐待ではない」と力説したが，主治医の発言は一切聞かずに，近所からの通報から「虐待児を保護する（それも長期に）」という方針に拘り，長期の保護処置となった。そこには物事の本質をみる意識は皆無であった。

筆者はいくつかの臨床例や自分たちの活動を通じて，本来の仕事の役割より，自分の組織や職業上での立場を最優先する者が，医療や教育の場を含め，あらゆる機関で増加する社会になってきているように感じている。物事や現象の全体を総合して考え，自分の仕事の基本に戻り，自分の分に応じて何をすべきかを考え実行するようにすれば，もう少しこの世はよくなるとともに明るくなるのではないだろうかと考える。50年余りの小児科医としての臨床経験から，多くの場で時に感じることである。

自分から親の虐待を訴えないので，医師は虐待を疑った時点で，公的機関の児童相談所や福祉事業所などに通告する。この場合，守秘義務も確定診断も問われない。虐待の有無を確定するのは通報された機関の仕事になるため，医師は疑いの段階で報告してよい。

②の性的虐待は発見が難しく，米国に比べると，我が国ではそれほど多くないように思えるが，かなり潜在しているようである。兄弟姉妹からの悪戯

的なものでも繰り返されれば，被害者側にとっては虐待になる。

③の育児放棄は少しずつ増加し，消極的虐待ともいえる状態で，顕著な症状がないので，見過ごされる可能性が高い。

④の心理的虐待はあまり気づかれず，親自身も子どものためと信じている場合が多い。医師を含め知的職業に就く者のなかに，我が子の能力や性格を無視して，親の偏った価値観で同じ職業に就かせたいと強制している場合と，親の学歴への劣等感が，何としても我が子に高学歴を期待する場合が多い。いずれも親の心情や思い込みを否定せずに，子どもの能力と親からの過剰な負担に目を向かわせ，子どもの将来をじっくり考えさせていくように指導する。ただし，これは時間もかかるので，心理士など専門家に紹介するのがよい。

2. 小児科医の役割と心構え

いずれの虐待も，心理的に大きな影響を子どもに与え，持続すると脳内にも傷害を与える。その結果，子どもの問題行動が増加し，子どもの嘘・反抗・無視などがさらに親の怒りを買い，悪循環を形成していく。短時間の対応では難しい問題が多くあり，基本的に医療で扱えないが，親は比較的，小児科医の話を聞くので，親の行動の修正を少しずつ促していくようにする。虐待してしまう親の立場も理解・共感（親自身が愛着障害を持ち，虐待を受けていた例が多いので，否定する前に共感するように）しながら，厳しく判断する対応が求められる。

明らかに虐待していると判っても，決して親を非難・叱責せずに，親が小児科医に受け入れられたと感じられるように振る舞い，子どもへよい影響が表れる努力をする。子どもの健全な育成を援助する立場にある小児科医の務めである。

虐待する親は，「心因性疾患（神経症から精神疾患まで）を抱えている/社会的に孤立している/経済的に困窮している/社会性が育っていない（増加傾向）/育児に自信を持てない・躾と体罰の区別ができない/発達段階を無視した要求をしている/親自身が虐待を受けて育った」など，問題が山積している。親も苦しんでいると考え，親子の「育て直し」という視点を持つようにする。かなり専門的にかかわる必要があるが，親の側は心理・社会的治療や施設での対応を嫌がる傾向にあるので，受診した事実を重視して，医師としての当面の対応を試み，関係機関への報告や専門機関での治療を提案し続けていく。小児科医としてかかわるのは煩わしい面があるが，子どもの健全な発育を願う立場としては可能な限り行うべき行為である。

虐待は「疑わしいのではないか」と思って診ないと見落とすが，疑っている素振りはみせない。医療機関は比較的親が接触しやすい場でもあるので，受診や治療を継続できる雰囲気を作り，疑わしき場合には再診を勧めて継続させ，次の段階に進めていく。

しかし，このような穏やかな対応が悲劇を起こす可能性もあるので，身体的虐待が疑われた場合は，受診と同時に入院させ，母子分離を図るのが医療機関の取り得るもっとも有効な治療（予防）であり，身体症状の重症度だけで判断しない。例え親が診察室で親身に介護していても，帰宅後の保証がないのが虐待だと認識する。入院設備のない医療機関や満床の場合は，理解を示してくれる病院に紹介することになるが，別の病院への入院は拒否される危険性がさらに高く難しい。

厳しい現実として，一定期間，親子を分離して入院させても再発するのが虐待であり，ある程度の範囲内で小児科医としてできることをした後は公的機関に委ね，長期に看てもらうほかない。

文　献

1）杉山登志郎：子どもの虐待という第四の発達障害．学研プラス，東京，2007.
2）友田明美：脳科学の視点から愛着障害を診る．大阪大学医学部学友会誌 37：60-64，2017.

3 発達障碍の予防

中枢神経の器質的疾患を根本的に予防することはできないが，悪化させない育児を親に心がけてもらえるように指導するのが，小児科医の大切な仕事である。それには育児の基本（Ⅳ章2）を母親に教え，「子どもの心身の健全な発育を損なう社会現象（Ⅱ章）」から子どもをできるだけ守ることを親に気づかせ，悪影響を受けない養育をさせることである。現代の親はすでにその環境下で育ってきているので，困難なことかもしれないが，実行する意欲を高め，少しでも改善を図ることである。親に対しある程度指導・注意することで社会環境の悪影響を受けない子育てができれば，軽い発達障碍的素因は軽減でき，中等度以上の場合も軽症化できると考えている。

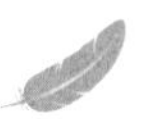

年齢に応じた望ましい子育て

乳児期には子どもの泣くという表現を何よりも大切に考え対応する。乳児はすべて受け身なので，母親が適切に，授乳をはじめ世話を愛情深く行う。幼児期になると子どもらしさ（泣く，叫ぶ，わがまま，多動など）を十分に発揮させ（図Ⅳ-3-1），種々の体験をさせる。とくに戸外の太陽を浴びた集団遊びが大切になる。虫を捕る，そのなかで少し残酷な仕打ち（羽をちぎるなど）をすることも，その子どもの資質にもよるが，健全な成長への過程に必要な面もあり，すべてを禁止しないほうがよい。つまり幼児期には子どもらしさを十分に発揮させる。

ASD 的素因があると，仲間に入らず，一人で遊ぶことを好むので，無理に仲間に入れようとせず，本来は仲間遊びが楽しい年齢と考えたうえで，その子どもに合った場を作るようにする（心理士などの専門家に相談する必要がある）。AD/HD 的素因があれば，衝動的であったり，走り回ったりするので，それを叱るのではなく，適切に制限するなどの工夫が必要である（これも専門家に相談が必要になる）。

幼児期に子どもらしさの体験が乏しいか，親が禁止し過ぎると，思春期に

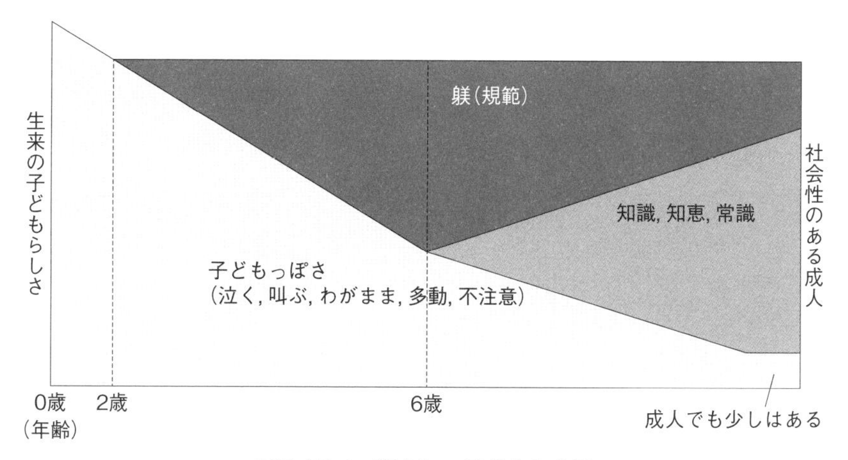

図Ⅳ-3-1　望ましい子どもの成長
幼児っぽさと躾が逆相関しているように表現している。

反社会的ともいえる残酷さを出す可能性が高くなると筆者は推測している。ある年齢では困った行動であっても，力の弱い幼児期ならば見逃し，許せる行動になる。乳幼児期の子どもの言動は発達障碍的であり，この表現が許される時期（乳幼児期）に思いっきり発揮させる環境が必要である。

年齢が上がり２歳前後になれば，少しずつ躾をして幼児期前半の自由奔放な行動を少しずつ制限し，その年齢に必要な社会規範を教えていく。それまでの残酷な遊びをやめさせることに始まり，幼児期でもその年齢に許されている言動から逸脱した行為には注意をする。

６歳になると学校教育が始まり，知識を与えられ，知識は知恵を育て，集団生活を送るための常識も身につけていく。子どもは自由奔放な言動に対して年齢が上がるにつれ躾をされ，学ぶことで，好ましい成人に育っていく。実際には，子どもっぽさは成人になってもある程度は持っているのが健全で，むしろ持たなければならない。

 子育て環境における多様な問題

現代の子どもは，幼い頃に必要な戸外での自由奔放な遊びが，スマホや室内でのゲーム，映像視聴などで阻害され，そのうえ年齢に応じた適切な躾も

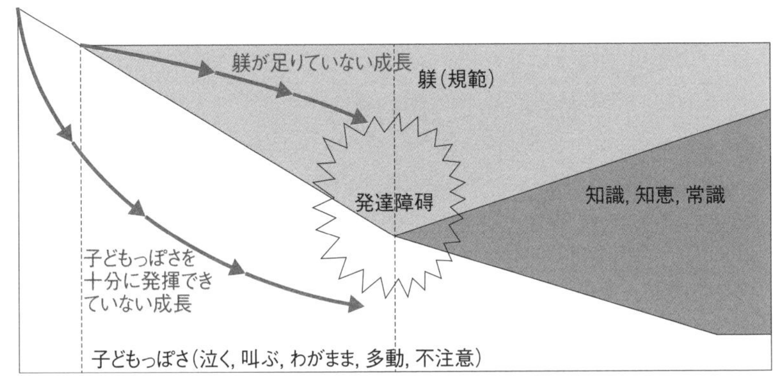

図Ⅳ-3-2　望ましい成長が難しくなった現代

元気に仲間と遊ぶ体験の消失，電子機器の隆盛で触覚など感覚を味わえない時代に躾がされないことが発達障碍を増加させていることを図示している。

されない傾向にある。そのため，図Ⅳ-3-2で示した子どもらしい自由奔放さと社会の規範を教える躾が乖離した状態になる。この乖離こそ発達障碍を増加させる一つの要因だと考える。

ほとんどの子どもは保育園・幼稚園に通うが，そこでの対応も，我が子のことのみを考える親や，集団遊びの価値を認めない・知らない親が増え，子ども同士の喧嘩に過敏になったり，けがをしないことばかりを優先させたりで，完全性を必要以上に配慮する結果，自然な発達を損なう方向に進んでいる。保育園・幼稚園の側も組織の防衛を第一に考えると，過剰な安全策をとって当然になる。幼児の安全を考えるのは基本であるが，それは一定の範囲内で，何一つ危険なことをさせないこととは異なる。種々の経験が子どもの能力の適切な発達を促すので，あまりに過保護に育て，自由な活動に強い制限を加えると発達障碍的になるのではないか，とさえ考える。無菌室では「病気にならない」にしても，生きていくのに必要な好ましい免疫力がつかず，外に出ればすぐに細菌やウイルスに感染し重症になるのと同じである。細菌やウイルスのいる社会で生活していき，時に感染することで適切な免疫力が備わっていく，当たり前の成長を重視しなければならない。不注意や過活動による軽い傷などが，次には気をつける行動を育て生活能力を高めていく。

学齢期になれば集団での社会規範を厳しく教え（保育園・幼稚園からある程度は始まっている），社会性を獲得させると同時に学校教育で知識を与え，

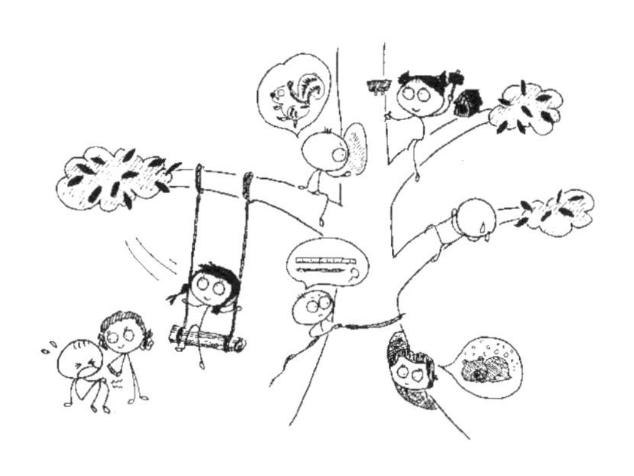

知恵を育てていく。戦後教育が強調した子どもの個性尊重と自由は,「すべてその年齢に求められる社会規範内で」という条件を抜いた結果, いたずらにわがまま気ままを助長した。この結果, 彼らが親になった現代では, 従来の価値観では困った子どもも「子どもらしい」「個性的」「伸び伸びしている」と勘違いして, AD/HD でなくても, 教室でじっと座れない子どもを作ってしまった。

残念ながら, 電子機器の進歩が元気に外で子どもらしく遊ぶ機会を失わせ, 戦後“民主的”教育は適切な躾を与えない親を作り, 望ましい子育てをできなくさせている。令和 2 (2020) 年現在ではプログラミングの授業を小学校から始めているところもあり, すでにタブレットやスマホが授業で使われている。新型コロナウイルス感染症の蔓延でさらに拍車がかかり, これらの使用に時間を割き過ぎるのは, 子どもの健全な心身の発達を阻害こそすれ, よい効果など絶対に生まない愚考 (行) になる。結果, 発達障碍的言動を生んでいくというのが筆者の考えである。つまり, 子どもらしさの発揮できない環境と, それを適切に抑える躾 (規範) の欠如が, 発達障碍的な子どもを多くしたのである (図Ⅳ-3-2)。

古い時代に, 経験的に当たり前に行われていた子育てを現代社会に甦らせることが, 発達障碍の予防につながると考える。小児科医は日常の診療の場で, これを是正できる立場にある。発達障碍を減らしていく子育てとして, どのようなかかわりが望ましいかを表Ⅳ-3-1 に示す。

表Ⅳ-3-1　発達障碍を減らす子育て

1. 2歳頃までは母性的にべたべた可愛がり，2歳を過ぎれば父性的かかわり（適切な躾）を加えていく（図1）
   ①幼児期は母性過剰の伝統的な我が国固有の子育てを行う
   ②幼児期には子どもらしさをいかんなく発揮させるが，危険なことに対しては適切な制限や指導をする
2. 義務教育は再考（再構築）しなければならず，これは一朝一夕には無理でも未来を担う子どものために断固行う姿勢を各自が持つ
3. 親と子どもにかかわる職業の者（保育士・小児科医・教師・心理士など）は，日本の母性過剰の伝統的育児の長所を再認識するとともに，欧米の厳しい父性的育児も子どもが2歳を過ぎる頃から適切に取り入れていく。
4. 日本社会のよき集団主義（恥じを意識）を子育て・教育の場に甦らせる〔西洋的個人主義のよき面は我が国では育ちにくいので，利己主義だけを増強させ，モンスターペアレントを作り上げたと認識する〕
5. 子どもらしい戸外での集団遊びの重視（触覚を芽生えさせ，活用させる）
6. 電子機器（スマホ，ゲーム機器），仮想現実（virtual reality）は可能な限り与えない（時間を制限する，年齢が上がってから与える，幼児期や学童にスマホ・タブレット，パソコンを使わせない）
   ➡これがほとんど不可能な時代になっている（対策は一定の時間だけに使用を限ることを徹底させる）
7. 理想的育児を勧める学者や専門家の唱える育児法をそのまま，我が家に当てはめないように伝える
8. 子どもにかかわる者すべてが的確に子どもの望ましい発達を理解し，全体（社会）のなかの個として，優しく，しかし迎合せず，現状に合わせて厳しく対応する

4 発達障碍児の成長と成人の発達障碍

いつまで小児科で診るのか／診なければならないのか

一般に小児科は15歳まで，もしくは18歳までを診る科と考えられ，規模が大きな病院では初診時に小児科を希望しても年齢によって内科に回される。疾患によっては年齢に関係なく診ていくべきものがあると多くの小児科医は考えている。一方で，子どもは思春期になると，乳幼児が多くを占める小児科への受診を嫌がる。いつまでも子ども扱いされたくない思いが強いからである。

子どもの疾患，例えば気管支喘息などは思春期から遷延し成人に持ち越す例もあるので，いつ成人の科に引き継ぐかを悩むことも多い。発達障碍は厳密にいえば疾患（病気）ではないので，軽快や悪化はあっても治癒していくものではないうえに，幼少期から連続しているため，ある年齢（15歳や18歳）で機械的に分けて，成人の科（精神科）に移すものでもないと筆者は考える。

発達障碍を診る科は？

発達障碍は年齢を問わず，児童精神科医と，この分野への造詣の深い小児科医が診るべきである。発達障碍の診療にあたっては，例え成人であっても，幼児期から学齢期など子ども時代の言動を知ることが極めて大切であると，本書で繰り返し述べてきた。成人を主に診る科の医師（精神科医や心療内科医）は，現在の患者本人の訴えだけを聴く診療が身についているため，この大切な視点が欠けがちになるので，あえて小児科医や児童精神科医が診るべきと筆者は考える。

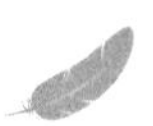

「患児」が「患者」になると…

良好な治療関係がある場合には，ほとんどの親子はこれまで診てもらっていた小児科医に続けて診てもらいたいと思うのは当然であり，この点からも小児科医が診続けることに問題はない。むしろ，そのような信頼関係が築かれていなければならない。しかし，小児科医は幼少期から長年診続けてきた親子を，診続けたい/離したくないという願望が強くなっている自分の心理に気づく必要がある。小児科医はこの心理が根底にあると認識しておき，子どもが思春期から成人になっていくにつれ，自分の小児科医的視点や思考で，成人になった患者への指導が適切にできるのか，常に自問自答して診療を続けなければならない。いつまでも子ども扱いをするような診療では，適切で客観的・冷静な成人への治療を歪めていく可能性がある。ここでいう客観的・冷静さは，子どもを診るときにも必要だが，成人では社会環境への認識が少し異なるという意味で，子どもと成人の社会環境の違いなどを厳格に認識する。治療には甘え・優しさが必須で，小児科医の多くは得意分野でありながら，あらゆる物事には二面性があるので，成人に必要な厳格さや決断を欠くと認識して診ていく姿勢が求められる。子どもは保護者がいる存在であるが，成人になれば一人で直接社会に向き合わなければならないので，とくに発達障碍ではこれが重要な問題になる。

別の角度から解説する。不登校（登校拒否）の原因について，ジョンソン（Johnson AM）の「分離不安」を前述した（p147）。これは，子どもが母親から離れる不安だけでなく，「我が子に登校してほしい」と願っている母親が，子どもを学校に行かせることで自分から離れていってしまうという不安を持っていることを示している。つまり双方の心の動きなのである。同じように，子どもがこれまで診てもらってきた小児科医と離れがたいのと同じように，実は小児科医にも，これまで診てきた子どもを離したくない心の動きがある。そのため，これを自覚したうえで，小児科医は適切な判断をすることが求められる。

筆者は基本的に小児科医が診続けるのがよいと考えている。子どもや親が成人の科で診てもらいたいと希望すれば別だが，親子が今までどおり診てもらいたいと願う場合は，医師自身の内なる「分離不安」を自覚して，子どもが成人になっていると常に認識して，年齢に沿って対応を変えていくようにする。親子が求める小児科的「優しさ」が弊害を生む場合もあると常に認識して，成人になることで広がる厳格な社会環境への洞察をしていく。

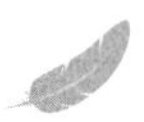

親の発達障碍

小児科医の筆者が子どもの相談に乗っていると，親にも「発達障碍があるのではないか」と思う機会が年々増えている。子どもの発達障碍は，児童精神科医や一部の小児科医がおよそ20年前に気づき始めたのだから，成人を診る精神科医が気づくのは，それに遅れても仕方がないだろう。最近になって，ようやく成人領域でも指摘され始め，増加している現実が認識され始めている。

発達障碍は疾患でなく一生続く障碍である以上，子どもに多ければ成人にも多くて当然である。発達障碍かもしれないという認識は医療側の気づきによっているため，小児科医が親の言動にも注意して聴く姿勢を持つと親の障碍に気づくことが多くなる。

例えば，母親に子どもの家庭生活を尋ねている過程で，父親の言動こそが発達障碍だと診断できる例がある（意図せずに）。母親がすでに気づいている場合や「おかしな性格」だと思っていたと話すなかで，夫も発達障碍だと理解し母親が納得する場合もある。

一部の親であるが，子どもの治療が始まり，とくにAD/HDの場合，薬物による我が子の改善をみて，「自分も診てほしい」と希望する例もあり，その多くは実際に薬物でAD/HDが改善していく。いまだにこのような例は少なく，子どもにつき添う母親が「主人も子どもとそっくりです」「治療を受けてくれたらいいのに」と嘆く例がほとんどである。母親が父親に指摘しても，多くは一笑に付すか怒り出す。

同様に母親と子どもを診ていくなかで，母親の発達障碍が疑われる場合もある。ただし，本人が言い出さない限り，かなり親しくなった時点まで待ったうえで，「この親は受け入れてくれるのかどうか」を慎重に判断して指摘するようにしている。母親を怒らせた結果，子どもの治療まで中断させてしまっては何もならない。

また，子どもの親がある時期「うつ病」だった場合，根底に発達障碍があったと推測される例が多いと筆者は感じている（p188，症例6）。親が家族歴として精神疾患を患っていたり，現在も抗うつ薬を服薬中である場合には医師側の見解を伝えやすいので，信頼関係を築けていれば，うつ病から発達障碍の治療に切り替えることで症状が軽快したり，生きにくさが改善していく例も多い。

発達障碍の子どもを診るにあたって親の発達障碍も考える必要はあるが，すでに長年の社会生活・家庭生活を経験してきているので，その積み重ねで障碍の表面的な症状は改善され隠れている。しかし，子どもを診ているなかで，可能な限り親の言動にも注意し，母親の場合は診療を通じて，話し方や子どもへの対応からある程度推測し，父親の場合は母親が自分の夫を「どのように見ているか」や父子関係から推測し，可能であれば疑診を伝える。親が発達障碍の場合，彼らが自覚していればAD/HDでは服薬で，ASDでは特性を周囲が理解することで，子どもへの理解も進むだけでなく対応も変わっていく。このことで子どもの障碍の改善も期待できれば，家庭内の無用な衝突がなくなり，平和な家庭が戻る例もある。大げさにいえば小児科医は，子どもを通じて家庭の平和をもたらす役割も担っている。

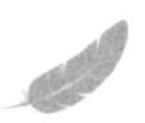

今こそ小児科医の意識改革を

筆者はこの分野に入った40余年前からずっと，精神科医や心理士に指導を受け教えてもらうことが多かったので，自然と「小児科医はこの分野では精神科医の後塵を拝している」と考え，「小児科医が成人を診るのはおこがましい」「成人のことは成人を診る医師に任すべき」と考え続けてきた。しかし，Ⅰ章③（p22）で強調したように，成人を診る医師の多くは子ども時代に注意を払わないので，発達障碍のような幼少期が重要なものでは，むしろ成育歴を重視する小児科医のほうが適切に診ることができると考えるようになった。典型的精神疾患や重度の神経症（強迫性障害など）を除けば，しっかり精神・心理の勉強をし，経験も積んだ後と条件をつけるが，小児科医が成人の発達障碍や心因性疾患を適切に診ることができる場合もある。小児科医が成人を率先して診る必要はなく，分を弁えるべきであるが，発達障碍に関しては診ても構わないと思っている。

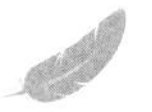

成人の発達障碍を診る留意点

発達障碍の子どもは「自分が少しおかしいから診てほしい」という場合もまれにあるが，多くは親に促され，あるいは学校で指摘されて，不本意ながら受診する例がほとんどである。ある意味，積極性に欠けている。

成人の場合に，本人は気になりながらも，それなりに生活しているため，自分の性格なので仕方がないと思っていたり，まったく気づいていなかったりする。一般に医療機関を受診する場合，自分は困っていて早く治してほしいと思っているのだが，発達障碍を含む精神的なものは，それとは異なる動機（親や他人の促しなど）で受診することになるため，不本意な受診であることが多い。発達障碍を診る臨床の場では，子どもも成人も同じ心情で受診していることが多いと考える。

そのため成人を診るときも，子どもと同じ姿勢でよく，とくに成育歴を詳しく尋ねるようにする。その際，小児科では当たり前のようにしている親からの情報収集も，筆者は可能であれば求めたいので，親の受診を依頼している。この小児科的発想が別の視点から成人を診療することになり，新たな情報を得られる手がかりとなる。

「人は誰しも大人にならない。子どもが年をとるだけである」というのはユダヤの諺[1]だが，発達障碍や心因性疾患を診る場合にはもっとも適切な視点と考える。身体疾患を診る場合には，成長期の子どもと，年々老化の段階に入っていく成人とでは診療は根本的に異なるが，前述のユダヤの格言や日本の諺「三つ子の魂百まで」に表現されるように，発達障碍は成人を小児科医的視点で診ることは，むしろ望ましい場合が多い。

文　献

1）ラビ・M・トケイヤー・編，助川明・訳：トケイヤーのユダヤ格言集（知的生きかた文庫）．三笠書房，東京，1994．

V章

7つの症例で診る発達障碍

☑ 症例 1　保育園と家庭で異なった行動をする

知り合いの保育園の園長から，我が道を行く頑固な多動児で，保育園で気に入らないことがあると他児に暴力的を振るうＡくん(４歳・男子)について相談を受けた。家庭ではまったく問題がないらしく，保育園での困った行動を母親に知らせても理解してもらえないため，診てもらいたいとの依頼であった。母親は保育園から再々指摘を受けているので，やや不満を持ちながらも当所に訪れた。

経　過

来所時のＡくんは緊張しているようで，母子分離に少し抵抗を示したが，行動観察のためのプレイルームにはすんなり入った。遊びのなかで心理士が出す刺激にはすべて年齢相当の反応を示し，時に興奮するような場面を設定すると動きがやや乱暴になる傾向はみられたが，極端に崩れることはなく，年齢相当の反応で十分に知的であった。問題はみられないため経過を診ていくことになった。

園長にその旨を報告したところ，保育園ではＡくんへの対応を見直しつつみていくことになった。しばらくして，やはり保育園では行動に問題が多くみられ，ますます他児との衝突が多いと再度相談を受けた。そのため，新しい知見を確認する目的で知能検査（新版Ｋ式発達検査）をすることにした。

その際，前回のＡくんの印象など思い込みを排除する意味で，別の心理士が担当した。Ａくんは前回，プレイルームで優しい心理士と楽しく遊んだ体験から，今回も同じように遊べることを期待して，初回とは違って緊張もなく嬉しそうに来所した。ところが，今回は担当者が異なり，小さな部屋で机の前に座らされ，思ってもみなかった状況が設定されていたので混乱し，心理士（検査者）の指示にも従えず，自分勝手な動きが目立ち，その様子は前回とは 180 度異なっており，保育園でみせる困った行動とほぼ同じ病態像をみせるようになった。

考　察

保育園と家庭での行動の違いがＡくんの問題で，当所に紹介されたときは，いわば保育園側の主訴であったが，来所時だけをとっても初回〔プレイルームでの遊び（行動観察）〕と２回目（検査をされる場）での違いが明らかになった。何よりもＡくんのASD的思い込みと状況の変化に対しての脆弱性は明らかで，遊びたい思いが認められないとAD/HD的衝動性と落ち着きのなさが出現したようである。

Ａくんの発達障碍の特徴は，慣れている保育園では，同年齢の仲間がいて自由に動き回れ，とくに雑多な刺激が飛び交うときに出現するが，自分の思いを受け入れてくれる心理士と二人きりで好きな遊びが提供されると，初めて来た場所という緊張も加わり知的に高い資質が発揮され，問題行動は示さなかったと判断した。初診時は行動観察だけで終わったため「問題のない子」と見立てた。

心理士による行動観察といえども，適切に子どもの像を把握できないことがあり，診断は１回では不十分なことがあると痛感した。なお，Ａくんが家庭で問題をあまり出さなかったのは，母親がかなり厳しく養育をしており，これに従っていたのか，母親が保育園の指摘に立腹し，薄々気づいている子どもの行動を否定して保育園に報告していたのかもしれない。

☑ 症例２　母親こそ最高の治療者

Ｂくん（小学１年生・男児）は，当初受診を納得していたが，当日になって「行かない」と言うので，母親は無理強いせずに自分だけで来所した。受診を納得していても，当日になって拒否する例は多い。このようなとき，多くの親はかなり強引に勧めるが，この母親はとりあえず自分だけでも来所してきたところから，子どもの特性をよく判っているといえる。

ＢくんはI他院ですでにASDと診断されていたが，不登校が続き，現在の通院先ではこれに対しての指導が一切ないので，当所を訪れたという。成育歴を尋ねると，ASDの特徴が多くの点でみられ，併せてAD/HDの特徴もありそうである。いずれにしても，本人を診ないと診断はできないため，本人の了解が得られそうなときに来所してもらうよう再診を指示した。その際，無理やり受診させることのないように伝えた。

発達障碍のなかでも，とくにASDでは親が子どもの意に沿わないことを必死になり強制すると，さらに病理性が強められるので，急がない診療が求められる。

経　過

しばらくして，子どもは来所した。母親は父親にも声をかけ，一緒にやってきた。入室するなりＢくんは「お母さんについてきたのだから僕は５分しかいないよ」と宣言した。その言い方や動作は一目で ASD と考えられた。Ｂくんに少し話を聞いてほしい旨を伝えると，２～３分したところで「はい！５分」と言って，診察室から出ようとしたので引き止めず，父親とともに退室してもらうことにした。

事前に子どもの特徴を母親から詳しく聴いていたのと，短い面接での本人の印象から，現時点では AD/HD の特性はみられず典型的な ASD の特性が出ていると診断した。両親は極めて理解がよく，一人っ子のこともあり，Ｂくん中心の生活をしているようで，その延長として再受診が素直にできたと考えた。

考　察

現在通院している医療機関では，リスパダール®の散薬をご飯に混ぜて飲ませるように勧められて実行しているが，服薬後何カ月経っても何らの変化もないという。処方した薬物の効果がみられなくても長く処方している例はかなり多いが，服薬後２～４週で効果のない場合はやめるべきと筆者は考えている。筆者は，本人に内緒で薬を飲ませることは好ましくないと考えているが，すでに他院で処方がされていたことと，両親が熱心で積極性がある点から，効果のない薬物を続けるのはよくないため，「極少量」を現在の薬の代わりに飲ませるように指示した。

Ｂくんの診療の際に，基本的に本人の思うままの対応をしたので，その後も継続受診するようになり，少しずつ警戒心は薄れていき，「極少量」の処方により顕著に，本人の拘り・焦燥感が減るようになった。これに母親と担任の根気のよいかかわりが加わり，やがて放課後に母親と一緒に保健室であれば少し登校できるようになり，「自分は２年生になったら学校へ行く」と宣言し，実際に２年生になると学級にも入れるようになった。

その後，母親が飲み物に薬を入れているのを本人はみつけたらしいが，母親は慌てずに「元気になる薬」と本人に説明すると，納得し，それ以降は薬として飲むようになった。

子どもは薬が効いている感触があると，好んで飲む例は多いと感じる。Bくんも最初，薬は強く拒否していたため，内緒で服薬を始めることになったのだが，何らかのよい感触を「極少量」で感じたので，母親のそれまで隠して薬を飲み物に入れている行動をみつけたときにも，素直に受け入れたのではないのかと考える。

本例では，両親のゆったりと構えた好ましい対応が効果的治療になったのだが，それに「極少量」と担任のかかわりが加わって不登校が改善されていったと考える。発達障碍のなかでも，とくにASDへの対応は難しいが，この母親は子どもに手がかかると判った時点で仕事を辞め，根気よく子どものこだわりにつき合った。父親のかかわりもよく，一人っ子だったこともあり，子ども中心の生活をうまく構築できたことが最大の効果だったと考える。発達障碍では親の理解（p92）が極めて重要であるが，なかなかうまくいかない例が多い。筆者自身もここまで揃った例を診ることはまれだが，親の姿勢の理想像をみた例である。

☑ 症例3　40年前にASDと診断できなかった治療者の後悔

Cさん（女性）の初診は40年ほど前で，当時小学校1年生であった。食が細く給食が苦手であった。ある日，臨時の教員の強制が原因で給食を吐いてしまったことから，嘔吐恐怖のために学校に行けなくなった。幼児期から感受性が高く育てにくい子どもで，夕焼けの影や人形の目も怖がり，母親は育児に疲れていた。

経　過

まず，Cさんへは遊戯療法を行い，親の指導も始めたが，途中で心理士の交代があったことにより非常に混乱を生じた（これは，環境変化を嫌うというASDの特徴で，当時はとくに感受性の高い神経症と診ていた）。結果的に小学校はさみだれ登校で，中学校は繊細な子どもも受け入れてくれると思われた私立の女子中学校を親が探してきて入学させたが，ここでもすぐに不登校になった。その後，当所のデイケア（p143）に参加し，高校は通信制に進学し，音楽的感覚が優れていたため音楽大学に入った。

彼女の繊細さに加え，学力の高い姉に対する姉妹葛藤と，大学院を出て研究機関で働き続ける技術者の母親が，仕事の忙しさから育児にあまりかかわってこなかった愛着形成の問題が要因になり生じた重度の神経症と見立てて治療を続けていた。大学入学後から「もう成人だから」との理由で大学近くの精神科に転医した。

C さんは大学卒業後，姉や母親の学問の世界にこだわり，音楽関係でなく間接的に学問にかかわる職に就くも，対人関係の困難さから職場を次々と替えることになり，ある時期から再び当所を受診するようになった。その頃は筆者らも ASD の概念を持ち始めていたので，その視点で診るよう努めた。しかし，すでに思い込み，頑固，光や匂いなど感覚の繊細さ，薬物への過敏反応，姉の学歴への異常なこだわりなど ASD 的特性が固定化されていて改善は難しく，現在は治療者というよりも伴走者としてつき合う程度のかかわりになっている。

考 察

発達障碍的概念が知られるようになったのは20年ほど前であり，それ以前はとくに ASD の症状では重度の神経症として診て，精神遅滞を伴う例は自閉症と診断していた。現在でいう ASD として診る視点はまったくなかった。当時，来所する子どもは不登校児がほとんどであり，現在では ASD と診断できる例でも，当時は治療の難しい神経症として診ていた。多くはそれでも治療できていたが，難渋した例のなかには今も診続けているものもある。

C さんの例では，発達障碍としての治療が初期にできなかったことが最大の問題である。

「繊細な感受性に加え，母性の乏しさと姉妹葛藤による神経症」という C さんへの見立ては，当時では誤っていなかったと考えるが，仮に ASD と診断できて，その対応がとれていれば，扱いにくい子どもとして診ずに，彼女の苦しみを治療者も家族ももっと理解と共感を持ち，日常と学校生活を送れる指導や工夫が違った視点でできたにちがいない，と深く反省している。その積み重ねがあれば，C さんも多少の困難は伴っても，今よりも楽に社会人として生活していけたと思われる。

彼女が大学生になってから受診した精神科は，大学病院から診療所まで数カ所あったが，どこでもASDとは診断されず，うつ病，人格障害，統合失調症などの診断で多くの薬物が，時に大量に処方された結果，副作用にも悩まされ，母親の助言もあり子どもの頃から診ていた当所に戻ってきた。Cさん自身に薬物を減らしたい願望が強かったので，時間をかけて減量に努め，薬物の副作用から来る二次障害からは脱出できたが，それ以上の治療（「極少量」の処方や，認知の歪みの是正など）を受け入れる余地はまったくなかった。

Cさんが成人してから診てもらった医師の対応が薬物中心で，話を丁寧に聴いてくれないのに比べて，薬物の減量を心がけ，話を丁寧に聴くという姿勢が筆者にあった点から，「まだましか」とCさんは思ったようである。現在もほとんどの提案は彼女の固定化してしまったASD的思い込みを是正するまでに至らず，積極的な治療はできていない。

☑ 症例4　強烈な診療拒否の原因は学校にあった

Dさん（中学1年生・女子）は来院するなり，こちらに向かって「来る必要がないのに，親がうるさく言うから来てやった」と怒った声で言い放った。自分の思いを一方的にまくしたて，聞く耳は持たない雰囲気から，よほど親に腹を立てているか，場の状況を理解しないASDと診断できるとともに，この態度では診察はできないと判断した。

「困っていることがあれば何か手伝いができるから」と言うも，「困ってなんかいない」と診察室から出ていったので，無理に連れ戻さず，親からこれまでの状態や経過を尋ねるようにした。母親からは，小学校時代から自分の正義感を前面に出して，その正義に合わないと他児の言動に文句をつけ，それを阻止されると奇声をあげて暴力を振るっていたこと，体型が大柄なので他児が怖がり，小学校では暴力を振るわれた級友の親から苦情が出されていたので，Dさんを常に複数の教師が監視する対応をしていたことなどが判った。

中学校で状況が変わることを母子ともに望んだが，中学校への申し送りが不十分だったうえ，小学校からの同級生が「彼女は危険な怪物」との影口を広めたため，他の小学校から来た生徒までがDさんをそのような目で見始め，小学校ほどに酷くはなかったが，中学校でも適切な対応ができないまま，本人も母親も学校側の対応に怒りをつのらせていくばかりであった。

現代の学校は，多くの親から身勝手な種々雑多な注文や文句を受け，その対応に困っているが，D さんからみれば小学校の対応は極めて好ましくなかったようである。これに母子が怒るのも理解できるが，他の生徒側，とくに彼女の罵声を受けた子どもの親からすれば，これまた怒っても仕方がないと思われた。しかし，小学校での対応が彼女のASD的特性をますます強化していたうえに，学校がどこにも相談せず，自分たちで対処しようとしていた点も状況を悪化させていたようである。

小学校への不満が中学校で改善されることを期待した親子にとって，中学校でも同様の現実があり，入学直後からの母親の不満はさらに強くなったため，中学校側は当所に相談を求めたのである。そこで，母子の受診とともに，学校側も当所の指導を受けるという方針とした。

経 過

D さんが診療を拒否するのは，これまでの小学校での対応に起因している。また母親も困り果てているのだが，子どもを悪化させたのは小学校の対応であったという強い思い込み（ASD 的思考）を持っている。そのため，「中学校は小学校と異なるし，中学校は当所を紹介し，教師も相談に来たいと積極的姿勢をみせているのだから，ひとまずこの学校側の提案に沿って治療を始めよう」と母親に提案した。しかし母親は，小学校の無理解による教師の粗暴（抑えつける）な振る舞いが子どもを苦しめ，ここまで悪化させたのに，「なぜ，私たち親子の治療なのか」と訴えた。それを聞き，D さん以上に母親の怒りが強いことが判明したが，父親のとりなしもあり，母親はしぶしぶ筆者の提案に同意した。

まず「自分は困っていないから薬など絶対に飲まない」という D さんに「極少量」を飲ませるために，アレルギーによる皮膚瘙痒感が強かったことを利用した。瘙痒感に対しては皮膚科で軟膏を処方してもらっているだけだったので，根本的治療を提案し，抗アレルギー薬を勧めた。D さんも瘙痒感に悩まされていたので，抵抗なく抗アレルギー薬の服用を受け入れてくれて，そこに「極少量」を併用するようにした。

数日後，中学校からは校長をはじめ，担任と養護教諭も来所した。学校側からの話は母親からの話とかなり異なっていたが，とりあえずASDの典型例への学校での対応を詳しく伝え，母親の怒りは当方が少しずつ鎮めるようにしていくので，子どもへの学校でのかかわりを全職員が理解して当たってほしいと依頼した。こうして，少しずつではあるが，「極少量」の効果と学校の努力，さらに母親の怒りを少しずつ鎮めることで，改善し始めた。

考察

いまだに発達障碍の子ども，とくにASDへの理解は，学校や他の保護者には難しい。また，昨今の学校は種々雑多な保護者からの身勝手な注文に混乱を深めている。医療者側は最初に親から学校の問題を聞いたときに，このことを十分に認識して応えるようにしなければならない。筆者が不登校児を診るようになって40年が経つが，当時から親は学校に対する不満が多かった。この場合，親が非難する学校（教師）の問題は，かなり一方的な思い込みや身勝手さがあり，発達障碍ではさらに際立っているので，親のペースに巻き込まれないようにして冷静に判断する。

学校への不満を強く持つ親（多くは母親）の場合には，その親の性格（しばしばASD的）にも問題があるが，その思い込みが子どもの回復を阻害しているといえる。この場合，母親が「怒りの矛を収める」と子どもが改善していく例が多い。治療すべきは親になる。

親による学校への不満の多くは，担任が若く，ASD的硬さを持つなどによる。この場合，親の不満はある程度理解できるが，不満を未熟で頑なさを持つ担任に伝えてもむしろ状況を悪化させていくだけである。これは親と担任が子どもの喧嘩をしている状況なので，不毛の争いは子どもをさらに不幸にしていく。そのため筆者は以下のように指導している。

親の怒りや欲求はもっともだけれど，それに応じる能力が欠如していたり，受けつけない頑なさを持つ担任には，まず多くの要求を突きつけない。なぜなら，それに応じる能力や気持ちがないからである。それより，“我が子が先生にご迷惑をかけて申し訳ない”と謝罪から入っていく（実際に担任側からみれば迷惑をかけられているのは事実である）。そして，こじれた担任と親（多くは母親）の関係が少しでも修復されていけば，その担任のできそうなことから少しずつしてもらうように依頼する。これを母親が実行できるようになるには，それなりの時間を費やした指導が求められるが，本例のように父親の理解があると進展が早い。

薬物治療に否定的な考えを示す場合は子どもにもかなりあり，多くは親の影響がある。本例のように，他への怒りが強いときにも出現する。このような場合，向精神薬を飲むことには否定的でもあっても，身体への薬の服用は否定しないことが多い。多くの発達障碍の子どもはアレルギー症状を持つので，筆者はしばしば抗アレルギー薬を利用し，それに向精神薬，とくに「極少量」を併用する。抗アレルギー薬をはじめ，彼らの身体的愁訴への薬物に向精神薬を併せて飲ませる方法は時に有用である。

☑ 症例 5　強烈な診療拒否の原因は父親にあった

あるとき旧知の医師から電話で相談を受けた。同僚の開業医の息子についてで，「有名進学校に入学したその息子（中学 1 年生）が不登校になり，あちこち相談に行くもなかなかイイ先生に巡り合えないから相談に乗ってくれないか？」との相談であった。

母親と一緒にやってきたＥくんは「全身で嫌だ」を表現し，敵意むき出しの表情で露骨に不快感・不信感を示していた。

経　過

Ｅくんは，敵意むき出しで露骨に不快感・不信感を示すので，重度の ASD と即断した。この不快感は，彼の ASD による頑なな態度が忙しい医師にこれまで受け止められなかったために表出されている可能性が高いが，医師としての父親への彼の反発があるのかもしれない。治療は極めて難しいと考えたが，服薬はするというので，「極少量」を処方した。

再診日にＥくんは，真っ先に「あんな効かない薬を出して」と初診のときと同じく不満顔で言うが，1 回しか飲んでいなかった。「1 回では判らないから，もう少し続けて飲んでほしい」と言っても，Ｅくんの思い込みは修正できない。つき添った母親に日常生活での対応を再度少し教え，とりあえず前回の処方薬を飲んだ後にもう一度受診するよう促して再診を終えた。次回は父親（開業医）も来たいということなので最後の遅い時間に予約を入れた。

3 回目の受診は金曜日の夕方の予定で，高速道路の渋滞から 30 分遅れて来所したが，診察の終わる時間が近づいていた。同伴の父親は「『俺は医者だ』

というタイプ」で，道が混んでいたから遅れて当然という態度であった。そして，こちらの話も聞かず，薬物の効果がない以上「心理・社会的治療（Ⅲ章4）をしてほしい」という。「心因性疾患の治療には心理・社会的治療」という父親の思い込みも，こちらの都合や周囲の状況に目が向かないのも，典型的 ASD と診断できる。常に医師として診るという立場からの視点で，診てもらう側の医療がどのようなものかは考えない「心の理論」（p136）の欠如である。「子どもは ASD でとくに思い込みが激しく，他人の言葉に耳を貸さないから，心理・社会的治療はすぐにできず，導入するだけでも時間がかかる。何よりも来所を嫌がるのを無理に来させて心理・社会的治療を行うことは絶対にできない」と説明するのだが,「薬物が効かない以上，心理・社会的治療しかないだろう」と自分の思い込みで詰め寄り，時間は過ぎていく。

考　察

小学校では勉強ができることで，対人関係の拙さが表面に出ず，私立や国立の進学校に難なく合格する発達障碍（とくに ASD）の子どもは多い。親はそれで満足だが，私立の中学校に入ると環境変化に同程度の学力の級友ばかりになるので，小学校では成績のよさで欠点が隠され，優位性を保っていたのが通用しなくなる。それを気にしないで過ごす者もいれば，それに違和感を持ち，彼らなりの反応の一つとして不登校になる例もある。進学校には似たような発達障碍の生徒がおり，対人関係の下手な独特の生徒集団になり，それぞれが不適応状態になりやすいともいえる。

親の発達障碍の治療が大きな比重を占める例（p173）が多くなっている。親が自分の障碍を認めて，あらためて自分と我が子の問題を真剣に考え始めると，治療は進展する。本例でも，まず父親が自分の ASD を自覚し，自らの家庭での言動や自分が社会人としていかにふるまうべきかを認識したうえで，子どもが自分に酷似しているから，それをいかに少なくしていくのか考えるべきである。発達障碍の治療は医療機関がするのでなく,「症例 2」のように，家庭で両親が取り組む姿勢から始まり，医療や指導機関や学校はその次になる。「先生」と若い頃からいわれ続けている職業（医師，教師，弁護士）ではとくに難しい問題である。

なお，本例はこの日，こちらの都合は一切考えず父子ともに怒りまくって帰ったが，おそらく今も「どの医者もよくない」と言い続けながら相談所や医療機関を渡り歩いているのだろう。

もちろん，数は少ないながら，子どもの受診・治療を通じて，親が自分も同じようなところがあると気づき診断・治療を受けたいと希望する例もある。

☑ 症例 6　偶然にみつかる AD/HD

DV の夫から逃れ，住所も隠しておきたいという母親（F さん）が，夫の暴力が幼い息子にどのように影響しているのか心配だから診てほしいと受診してきた。心理士が子どもの行動観察を行った結果，「現時点では年齢相応の発達をしており，とくに精神的混乱もみられないが，今後に何らかの影響は出るかもしれない」ということで，経過を診ていく必要があると伝えた。同時に F さんからは，自分がこれまで診てもらっていた精神科の診療所が遠くなるので，「同じ薬を出してもらいたい」と申し出があり，承諾した。

経　過

F さんはかなりの量の薬物が処方されており，現在の状況から，そこまで服薬する必要がないと判断し，継続してきた薬物の一部を減量していく方針を立てて，F さんも了承した。減量の影響を診たいからと 2 〜 4 週間ごとに受診してもらうように指示し，そのときに短い時間ながら子どもの様子を診察室で観察して，F さんを安心させるようにした。

子どもは医療者に慣れるにつれ，親しみを持つしぐさなどから，現時点では何も心配ないと判るとともに，F さんの薬物の減量も順調に進んだ。その間にも離婚裁判や父親と子どもの面接に関しての調停など，多くの問題が絡み，F さんは元夫のストーカー行為から逃げるために住所を二度変えるなどの出来事もあったが，まずまずの経過で治療は進んだ。2 年が経過し状況が安定したので，F さんは仕事に就くことになった。

仕事をし始めると「細かいミスで上司からしばしば注意を受け，気分が滅入る」との話が出たので，AD/HD を疑った。そこで成育歴を尋ねると，小学校時代から多動や不注意が多かったが，家庭に問題もあったので放っておかれ，そそっかしい性格と思っていたらしい。大学卒業後，仕事に就いてからは失敗が多く，上司に叱責され，うつ状態になり精神科を受診した。その後結婚し，やがて夫のDVに苦しめられるようになった経緯が話された。

現在は裁判などで大変な状況にもかかわらず，抗うつ薬を一切服用せず，子育てに積極的であったが，仕事を始めて不注意が多く，自分では以前もそうだったので，あまり気にしていなかったらしい。このことを筆者に話すことで，子ども時代からの典型的なAD/HD的言動が判明し，うつ病といわれていたのはAD/HDの二次障碍だと判った。そこでコンサータ®を処方したところ顕著な効果がみられ，上司からの叱責も減少し，「仕事場の雰囲気もよく，働きやすい」と明るく話すようになった。

考察

本例は，母親のAD/HDの治療が偶然の機会から始まった例で，子どもを診ているなかで，このような親の発達障碍が判ることがある。しかし，多くが精神科で「うつ病」の診断を受けて抗うつ薬を処方されている。

☑ 症例7　AD/HDの夫の診療から妻のASDが判る

知り合いの会社員が，若い部下のGさんから「些細なことが原因ですぐに女房に暴力を振るってしまう」と悩みの相談を受けたため，筆者に助言を求めてきた。Gさんは職場で不注意が多くあり，2つ3つの指示をすると，必ず1つは忘れることも困っているとつけ加えられた。しかし，同僚や上司からは「仕事のミスは多いが憎めない奴」と評価されていたため，妻への暴力は考えられないとのことであった。

経過

会社でのGさんの行動は上司である知り合いから詳しく聴けたため，本人の成育歴や検査からAD/HDと確定診断できた。抗AD/HD薬を処方したところ，顕著に職場で効果が現れ，それとともに，自分がすぐにキレて暴力を妻に振るっていたことと，自分の行動で妻に恐怖を与えていたと反省した。

数回の診療後にGさんは，自分の行動でどれだけ女房が傷ついていたかを診てほしいと，妻を連れてきた。

彼女は，夫の暴力が激しくて，恐怖心が消えずトラウマになっていて，現在の夫の変化が信じられず，いつまた元に戻るのか不安だと訴えた。筆者は，薬物で夫の治療を続けていけば，自分なりに自覚ができるので，薬をやめることができるし，以前には戻らないから安心するようにと説明した。

こうしてほぼ毎月1回，Gさんは薬を取りに来所した。職場でも家庭でも問題はなかったが，しばらくして彼は「自分の妻の育児が気になる」と訴えるので，抗AD/HD薬の処方に加えて，小児科医として母親の育児態度の相談を受けることになった。

考 察

この相談を通じて，妻の拘りや独善性が以前の彼の暴力を誘発していたことが判り，妻はASDと推測された。彼が暴力を振るっていた頃には妻もそれにおびえ，極力逆らわないように心がけていたのが，彼が穏やかになるにつれ，我慢していたASD的特徴が大きく出るようになったようである。これはもちろん彼も感じていたが，彼の穏やかな対応が夫婦間では問題を出さず，妻のASD的特性からくる不満は思いどおりにならない子どもに向かったようである。育児書から得られる知識に囚われ，それに合わない場合には異常なほど子どもに当たり散らす日々が出現し，子どもがおびえるようになっていることが判ってきた。

穏やかになった夫の忠告に彼女は従わないどころか，注意にはあからさまに反発し，「育児は私の仕事で，発達障碍のあなたは私の子育てに口を出す権利はない」とまで発言するようになったらしい。Gさんの以前の家庭内暴力（DV）も，基本にあったのは彼のAD/HDと妻のASDの衝突によっていたと判った。

こうして，次に妻への「極少量」投与と子育てはもう少し大らかにするように指導することで，この家庭の問題は夫婦ともに発達障碍があるものの，互いの自覚で改善してきている。

ここに紹介した7例は，実際の症例から得られた問題点とその指導・治療に関して，基本的なところはできるだけ損なわないように再構成して紹介した。

なお，I章③で扱った事件において，筆者と同様に子どもをASDと診断した大宜見[1)]は，9例の発達障碍の子ども像を活写している。その診療姿勢のユニークさとそれを見事に表現している文章は，彼らの姿を生き生きと知らせてくれ，参考になる。

文　献

1）大宜見義夫：爆走小児科医の人生雑記帳．幻冬舎，東京，2020.

V

Ⅵ章

映画にみる発達障碍

はじめに

発達障碍の子どもを診るためには，その基本的知識を得るのは当然ながら，彼らの実像を実際に多く診て，いろいろな病像のあることを肌で感じなければならない。しかし，知識・経験がなければ適切に彼らを診ることはできず，専門機関での実習や専門医の診療に陪席する機会は極めて難しく，誰もができるわけではない。

そこで本稿では，映画好きの筆者がこれまで観てきた「映画としても面白い」と同時に「発達障碍の像の勉強になる」作品を紹介する。発達障碍の人が持つ雰囲気や特徴を，面白い映画を通して勉強してほしい。「観る」が「診る」の助けになることを保証する。

裸の大将〔日本，昭和 33（1958）年〕

記憶力に基づく表現と緻密さは ASD 的

この映画は障碍の症状の勉強にはあまりならないが，有名な映画なので紹介する。

貼り絵の天才画家として，全国を放浪して作品を残したことでも有名で，日本のゴッホと呼ばれた山下清が主人公の映画である。俳優の小林桂樹が山下清の生存中に彼を演じた。実際に彼は旅先で作品を製作せず，驚くべき記憶によって施設に帰ってから製作していたらしいが，映画では各地で写生をしていく。生来，軽度の精神遅滞のあった山下は 3 歳のときに重症の消化不良になって障碍が進んだといわれている。当時，彼はサバン症候群ともいわれていたが，記憶力の凄さやそれに基づく表現と緻密な作業は ASD と推測される。

なお，山下が世間で知られるようになり，それを援助したのは精神科医で芸術に造詣の深い式場隆三郎である。

レインマン〔米国，昭和 63（1988）年〕

ASD の特徴としての「心よりも事実の優先」

自閉症の役作りに 1 年かけて取り組んだという演技派ダスティン・ホフマ

ンが主演で有名になった作品である。第61回アカデミー賞や第39回ベルリン国際映画祭でそれぞれ作品賞をとっている。

仕事がうまくいかなくなり，父親の残した遺産をすべて手に入れたい身勝手な弟（トム・クルーズ）が，施設にいるASD（映画が封切られたときは『裸の大将』と同じく，サバン症候群と解説されていた）の兄を連れ出して旅に出るロードムービー。

食堂でたくさんの爪楊枝を落としたときに，兄がたちまち数を言い当てる場面が有名になったが，彼らは数字や意味づけの難しい記号や年代の記憶に特別の才能を持つ。この場面以上にASDの特徴を描写していたと筆者が考えるのは，弟の女友達が自分のボーイフレンドの冷たさや打算的なことに嫌になると同時に，ASDの兄の純粋さに好感を持ち，エレベーターの中で軽くキスをする場面である。自分の思いを伝えたかった彼女は，キスをした後で兄に「どのように感じたか？」と感情を尋ねると，彼は「濡れた」という事実を答える。彼女の思いを感じるよりも，唇が濡れた事実を表現する。相手の思いは判らないという「心の理論（p136）」を知らせてくれる名場面である。心の交流よりも事実の優先。確かにキスは唇が濡れる。

映画では旅を通して，兄弟のわずかな心の交流がみられていくが，それはもちろん十分なものでなく，兄は施設に戻って映画は終わる。

なお，同じロードムービーでダウン症候群を扱った『八日目』（仏国，1996年）という作品もある。

ギルバート・グレイプ〔米国，平成5（1993）年〕

障碍児への接し方を教えてくれる

あまり話題にはならなかった作品だが，多くの問題を扱い映画としても傑作である。

舞台は米国アイオワ州の田舎町。大型店舗の出現に苦しむ個人経営の食料品店で，青年（ジョニー・デップ）が店員として働きながら，父親の自殺後，過食症になった母親と，姉妹や精神遅滞の弟の面倒もしっかり看ている。青年の兄は，問題のある家族を捨て遠方の大学に進学している。現代的病理を持った家族の些細な日常的出来事の積み重ねのなかに，米国の田舎の哀しさやよさ，青春のほろ苦い恋までを静かに描いていく。

過食症の母親には素人が扮しており，彼女の自然な姿が上出来である。また，軽度の精神遅滞の弟を『タイタニック』（米国，1997年）で主人公を演じたレオナルド・ディカプリオが，その4年前に演じている。「本当の精神遅滞児が自由に振る舞うのを撮影して，最後に編集したのではないか」と思わせるほどの自然で巧みな演技で，ダスティン・ホフマンに劣らないほど。第66回アカデミー賞助演男優賞の候補になっている。彼は『アビエイター』（米国，2004年）で，強迫性障害で映画界の大物であるハワード・ヒューズにも扮しているが，本作品のほうが若いときながら，より自然で演技が優れている。

ある養護教諭が，「いかなる講義よりも障碍児にどのように接するかを教えられた」という感想も納得できる描写で，スウェーデン人の監督が撮ったほのぼのとする米国映画である。

フォレスト・ガンプ 一期一会〔米国，平成6（1994）年〕

一途に，一方的に思い込む姿はASDそのもの

第67回アカデミー賞で6部門を受賞し，主演のトム・ハンクスは二期連続して主演男優賞をとったことで話題となった。開巻，ゆっくりとカメラが上空から降りて，バス停留所で椅子に座っている主人公を映し，横に座ってバスを待つ人の気持ちなどを気にせず，自分の生い立ちをベラベラと喋り始める姿を捉える。バスがやってきて，話し相手が立ち去った後，次にバスを待つ人が来ても，気にせず一方的にしゃべり続ける。そのしゃべり具合や思い込みはASDそのものであり，ここで心の理論（p136）の欠如が示される。しかし，この映画の紹介や解説では一切，自閉の言葉は出ずに，軽度の精神遅滞の主人公とのみ書かれているのは納得がいかないところである。

彼の語る話というのは「ほら吹き男爵」に似た冒険談で，米国で大いに受けたのは，そのおとぎ話的な筋による。彼の過ごした1950～1980年代の米国が背景になり，ケネディ，ジョンソン，ニクソンと3名の大統領と彼は会い，ビートルズのジョン・レノンまでが登場し，米中ピンポン外交からベトナム戦争まで，当時の重要な事件に彼は常に登場し，音楽も当時のヒット曲が流れる。主人公を有名人と一緒に上手に画面に登場させる技術力は，CG全盛時代の前である当時ではそれなりの苦労や障壁があっただろうから，これに

は感心したとともに，これら有名人との数々の出会いが，邦題の「一期一会」の由来であろう。

障碍を持っていても彼の明るい前向きの人生が，周囲の人々にも幸せを運ぶという,「痛快な人生」を送った話になっているが，彼は状況の微妙さが読めず，常に一途に自分の思い込みで突き進む。これはまさにASDの特徴である。彼が一方的に幼友達の女性を慕い続けるのも，相手の気持ちに思い至らないASD的で，その彼の気持ちを悪気なく「もて遊び続けた」幼友達の女性も，同様にASD的だと診断できる。

学校Ⅱ〔日本，平成８（1996）年〕

障碍者への深い理解と愛情に満ちている

精神遅滞の主人公ながら，日本映画的じめじめ感がなく，最後はすがすがしい気持ちを観客に与えて終わり，障碍者を理解し，どのように対応すればよいのかを教えてくれる。

山田洋次監督の学校シリーズは４作あり，Ⅰは夜間中学校を描き，Ⅱが本作品で，Ⅲは再就職のための職業訓練所に通う中年男女の物語で，Ⅳが不登校児の旅物語である。筆者は本作のⅡとⅢが優れていると感じている。Ⅲは映画としても面白いうえに，主人公の息子がASDで，特徴がうまく描かれているので，これも推薦する。

北海道旭川近郊にある高等養護学校（現在の特別支援学校）で学ぶ軽度精神遅滞の生徒（吉岡秀隆）が，友達で中等度の精神遅滞の生徒（神戸浩）を誘い，学校の寮を無断で抜け出し，旭川で開かれた安室奈美恵のコンサートに出かける。彼らを探しに行く２名の教師らとの２日間を通して，障碍を持つ子どもの悩みや周囲の人々のかかわりを描いている。

最後は，この大騒動を経て２名が元気に卒業していくところで，すがすがしい感動と快い涙を観客にもたらせる。ベテラン教師（西田敏行）と，この仕事を天職と思っている女性教師（いしだあゆみ）に，普通校に勤めたい希望が叶わず，不本意に養護学校に配属された新人教員（永瀬正敏）の３名の姿からも教えられることが多い。この映画の最大の特徴は「障碍」を扱いながら,「可哀そう」という視点はなく，彼らの頑張りや置かれた状況への洞察がしっかり描かれており，観た者は障碍への理解を深め，考えが変わるはずである。これは山田監督の誠実な映画作りと，障碍への深い理解と愛情によっていると思う。

『アイ・アム・サム』〔米国，平成 13（2001）年〕

この映画は，7 歳になった娘に知能で越されたことから養育能力がないと判定された精神遅滞の男の法廷闘争を描いているが，役者の演技はうまいものの，何かあざとさが目立ち，筆者はあまり評価していないが，大学生に観せると多くが共感する。米国の話ながら，障碍などにかかわる公的機関の職員の杓子定規な対応の拙さを描いている点は納得できる。

『わたしは，ダニエル・ブレイク』〔英国，平成 28（2016）年〕

この映画では，障碍に大きく関係する福祉関係の役所の杓子定規さが痛烈に描かれている。かつて「ゆりかごから墓場まで」と福祉国家と謳われた英国の現状をやや誇張して描き，問題を投げかけている。発達障碍では公的援助が大きく関連するが，公的相談機関の持つ種々の実態を小児科医といえども知っておくべきである（p163）。

きみはいい子〔日本，平成 27（2015）年〕

学校・教育にまつわる現代的問題を知る

とある住宅街の小学校，学級崩壊寸前の小学 4 年生の学級を中心に，若い教師（高良健吾）の苦闘が描かれる。

彼の学級には継父から虐待を受けて帰宅拒否的になっている男子生徒がいる。同じ学校の支援学級に通う ASD の児童と認知症の徴候がみられる近所に住む老女とのかかわり，さらに近所に住む実母から虐待される幼稚園児など，3 つの話を巧みに描く現代的問題を扱った作品である。

幼稚園児を虐待する母親（尾野真千子）は，自分が虐待を受けて育った成育歴を持つ。映画ゆえ虐待はあまり強く描かれていないが，考えさせる描写がいくつかあり，その他に現在の小学校のあり様を知らせてくれる映画でもある。この映画は，教師が近所の家々を回り，生徒の悪戯（呼び鈴を押すなど）を謝る場面から始まる。このとき，自閉症の子どもと親しくなる老婆が教師の謝罪に対して，「先生様に謝ってもらうなんて！」と恐縮する姿が映され，教師が驚く。老婆が子どもの頃は戦後の混乱期であっても，戦前までの「学校の権威」「教師は聖職」の意識が残っていたから「先生様」になるのだが，若い教師は現代の学校の親子に低姿勢に順応しているので，この言葉に驚くのである。

この学校の劣化は戦後民主主義と組合的発想によって学校や教師の善き権威（権力でない）が失われたことにより，今やあらゆる子どもの不祥事はマスコミや親が学校を叩くことで終わっている。これに警鐘を鳴らしたと思われる傑作が30年弱前に上映された『ザ・中学教師』（日本，1992）である。小児科医は学校の姿にも目を向けてほしい。

500ページの夢の束〔米国，平成29（2017）年〕

まさに現代のASD！　一見して障碍があるとは気づかない

ASDの人が主役になるロードムービーとしては前述の『レインマン』がとくに有名だが，丸30年経ったときに女性版の同じくロードムービーが公開された。主人公は『アイ・アム・サム』で娘役を演じたダコタ・ファニング。彼女が成人して20代のASDに扮し，ここでも好演している。

オークランドの施設で暮らす成人したASDの娘が，思い入れの強い人気テレビ番組『スタートレック』の脚本募集に応募するのだが，締め切りに郵便では間に合わなくなり，自分が届けなければならないと決心し，自らハリウッドの映画会社に届けようと旅に出る。社会性には乏しい面があるにしても独自の才能を持つASDを扱い，その特徴を表わしている。一見してASDと判らない姿や言動はまさに現代の本症を表現している。『レインマン』では，誰が見ても障碍を持つと判る姿であるのに対して，本作での彼女は，すぐには障碍を持つと判らない姿であり，これはまさにASDの30年間の時代変化をみるようで，この点からも比較して観ることを勧める。

以上，7作品を紹介した。発達障碍は個々に微妙な違いがあり，灰色の領域（gray zone）が多く，映画の主人公ですら簡単に診断はつかない面があるが，よく考えられて制作された映画では彼らの特徴がうまく表現され，映画としても面白い。

ここで紹介した作品を鑑賞するだけで，発達障碍とは何かを肌で感じることができる。教科書的知識以上に価値があると筆者は考えている。

奇跡の人〔米国，昭和37（1962）年〕

偉人にみる，乳幼児期のかかわりの大切さ

発達障碍でないヘレン・ケラーの伝記映画を取り上げる理由は最後に述べる。

ヘレン・ケラーは，見えない・聞けない・話せないの三重苦を克服した，世界中で知らない人はいないといえる偉人である。昭和43（1968）年，87歳で没するまで著述活動や講演を通じて多くの人々に感銘を与え続け，勇気と希望を与えた社会福祉家・教育者であり，日本にも3回訪れている。

何不自由なく育つことが約束された裕福な家庭環境に生まれたヘレンは，2歳前，猩紅熱に罹患し髄膜炎を患い，重度の障害を持つ。不憫に思う両親が甘やかして育てたために人間らしさを失くした本能の赴くままの動物のような存在になったヘレン（パティ・デューク）のもとに，アン・サリバン（アン・バンクロフト）が住み込みの家庭教師としてやってくる。ヘレンが7歳のときである。生い立ちが不幸なサリバンも盲であったが，手術である程度の視力を回復し，ヘレンに献身的な厳しい教育をしていく。この二人の出会いからヘレンが言葉を話せるようになるまでを描いた評判の舞台劇を映画化したのがこの作品である。題名『奇跡の人』はヘレンではなく，彼女を育てたサリバンのことを表している。

根気強く的確なサリバンの教育で，井戸から汲み上げた水を顔で感じてヘレンが「water」を覚えるこの映画最大の感動的場面は，創作ともいわれているが，触覚を通して言葉を覚えていく（あるいは以前に覚えかけていた言葉が甦る）描写に，筆者は作家の慧眼をみる。人間発達の基本にある触覚の重要性（p159）である。

さらにいえば，あの動物のようなヘレンが優秀な教師によって正常な発達を遂げていくだけでなく，輝くような才能を発揮する人物にまでなったのは，彼女が猩紅熱に罹患する以前の2歳近くまで，非常に可愛がられて育っていたことを抜きには考えられない。本書で述べた2歳までの子育ての重要性である（p156）。

この映画を最後に紹介した理由は，乳幼児期の母子関係の大切さと触覚の重要性を，あらためて感動的な映画を通して知ってもらいたいためである。なお，この映画でヘレンを演じたパティ・デュークが，昭和54（1979）年に米国でテレビドラマ化された『奇跡の人』ではサリバンを演じている。このテレビドラマは日本では映画として劇場公開された。

発達障碍は心身症
急増現象を社会からみて診る

定価（本体価格 2,400 円＋税）

2020 年 9 月 15 日　第 1 版第 1 刷発行

著　者　冨田　和巳

発行者　佐藤　枢
発行所　株式会社 へるす出版
〒164-0001　東京都中野区中野2-2-3
Tel.　03-3384-8035（販売）　03-3384-8155（編集）
振替 00180-7-175971
http://www.herusu-shuppan.co.jp
印刷所　三報社印刷株式会社

ISBN 978-4-86719-006-7